3分钟
骨骼肌肉和周围神经检查

The 3-Minute
Musculoskeletal & Peripheral
Nerve Exam

原著
[美]艾伦·米勒 (Alan Miller)
[美]金伯利·赫克特 (Kimberly DiCuccio Heckert)
[美]布赖恩·戴维斯 (Brian A. Davis)

译者
杨荣森　台大医学院骨科教授

·北京·

The 3-Minute Musculoskeletal & Peripheral Nerve Exam, 1st edition/by Alan Miller, MD Kimberly Heckert, MD. Brian Davis, MD.
ISBN 978-1-933864-26-6
Copyright © 2009 by Demos Medical Publishing, LLC. All rights reserved.
Authorized translation from the English language edition published by Demos Medical Publishing, LLC.
本书中文简体字版由Demos Medical Publishing, LLC 授权化学工业出版社独家出版发行。
未经许可，不得以任何方式复制或抄袭本书的任何部分，违者必究。

北京市版权局著作权合同登记号：01-2012-3833

图书在版编目（CIP）数据

3分钟骨骼肌肉和周围神经检查/[美]米勒（Miller, A），[美]赫克特（Heckert, K. D.），[美]戴维斯（Davis, B. A.）著；杨荣森译．—北京：化学工业出版社，2012.9（2019.4重印）

书名原文：The 3-Minute Musculoskeletal & Peripheral Nerve Exam
ISBN 978-7-122-14786-8

Ⅰ.①3… Ⅱ.①米…②赫…③戴…④杨… Ⅲ.①肌肉骨骼系统-诊断学②周围神经系统-诊断学 Ⅳ.①R680.4②R745.04

中国版本图书馆CIP数据核字（2012）第148003号

责任编辑：赵玉欣	装帧设计：刘丽华
责任校对：宋 夏	

出版发行：化学工业出版社
　　　　　（北京市东城区青年湖南街13号　邮政编码100011）
印　　装：三河市延风印装有限公司
787mm×960mm　1/32　印张8　字数171千字
2019年4月北京第1版第10次印刷

购书咨询：010-64518888
售后服务：010-64518899
网　　址：http://www.cip.com.cn
凡购买本书，如有缺损质量问题，本社销售中心负责调换。

定　　价：39.00元　　　　　　　版权所有　违者必究

■■■ 译者序

《3分钟骨骼肌肉和周围神经检查》是一本骨骼、肌肉、神经检查的实用性参考书。体格检查是临床医师诊断疾病的基本功，在诊疗过程中经常进行这项检查，才能从患者的体征中得到更加明确的诊断依据，或成为安排进一步检查的线索。

虽然临床中实施体格检查的机会很多，但由于诊断时间紧迫（尤其是门诊），对于新手而言，要在短时间内完成必要的检查，实属不易。如果检查操作不正确，还将影响诊断，这种情况，即使是具有临床经验的老手，也会遇到。而某些较少用到的检查项目，更令人感到生疏，这些都是对临床医师的挑战和考验。

针对骨骼、肌肉和神经的物理学检查，本书作者详尽地收集了重要数据、图表和方法，经过精心编排，使林林总总的检查项目井然有序，让人耳目一新。我在本书翻译过程中学到了许多宝贵的知识，备感欣慰，特向读者朋友推荐本书。本书可以在很短时间内，让你掌握这些检查的要点和手法。当然，具备基本的人体解剖学知识和临床诊断思维，才有可能合理地选择检查方法。除了阅读本书，还要用心复习有关的临床知识，反复练习，才能做到熟能生巧，正确运用本书的知识去诊治疾病。

有机会翻译本书，使我获益匪浅。付梓之际，我要感谢父母、兄长和师长的指导，女儿雅婷的帮助以及出版社的支持。本书虽经多次校阅，但百密必有一疏，错误在所难免，祈请医界贤达先进和广大读者不吝指教。

杨荣森
于台大医学院骨科
2010年9月12日

■■■ 前 言

许许多多的医师们、医学生们和治疗师们,都曾经在接受训练的过程中,有过类似的经历:患者正在检查室的门外等待接受检查,其病历上的主诉为"肩部疼痛"。此时每个人由于自己的不同经验或不同思路,可能在脑海中一下子就塞满了许多问题,努力思考着有关如何开始着手处置这位患者,这些问题如下。

引起肩痛的原因有哪些?疼痛真的是从肩部引发的吗?肩部有哪些重要的结构?哪些体格检查有助于鉴别肩部疾病与其他疾病的差异?

患者正等待着您,您在不久前也许还很清楚如何判定肱二头肌肌腱炎 (bicipital tendonitis) 或肩周病变 (rotator cuff pathology) 的检查步骤,但突然间却觉得这些检查步骤变得令人捉摸不透,无从下手。这种情形在个人融会贯通各项检查步骤,并形成整套独特步骤之前,的确很难理出头绪。

受训者通常并没有个人的办公室,医疗专业人员也往往没有个人图书馆供他们即刻查阅,至少在他们评估患者之前,无法供他们马上查询。正因为这个原因,他们的白大衣口袋内经常塞满了各种纸张、笔记本和掌上电脑 (PDA)。一直到时过境迁,功夫学成时,他们才会逐渐减少依赖这些援助,但仍有许多执业20年以上的医师,继续将重要的图表和图解张贴在办公室的墙壁上,可见我们的确需要能够快速便利地取得有关处置患者的信息。

鉴于此,我们决定将这许许多多的临床宝贵知识,浓缩成一本可以放在口袋内的小书,以便于翻阅。我们精心编排书籍内容,针对评估患者时出现的相关问题,提供可在3分钟内查得的解答——正如前文所提的肩部疼痛的个案一样，终究患者仍正在等着您呢。

我们在此诚心期盼，在您的受训和执业过程中，当您寻求患者的最佳处置方法时，您会认为本书对您提供最有用的协助。

艾伦·米勒

金伯利·赫克特

布赖恩·戴维斯

■■■ 原著者致谢

我谨在此感谢我美丽的太太Carly，优秀的儿子Alex，家母和家父。我很爱你们，并且谢谢你们对我的关爱和支持。伙伴们，也同时感谢你们亦师亦友的情谊。

——Alan

Alan，谢谢您邀请我与您一起编写本书，感谢上帝让我有此殊荣来照顾患者，并让我投入这个最伟大的医学领域。我愿将本书奉献给所有患者——他们让我的工作具有非凡的意义；献给我的老师们——他们培育了我的热忱；献给我的家人——他们无止境地支持着我；献给我的丈夫Chris——他给予我永恒的爱和鼓励。

——Kimberly

我谨在此感谢我贤惠的太太医学博士Edith Bautista以及优秀的孩子们Gabrielle和Nathaniel，他们在我撰写本书期间，给了我最大的支持。我特别衷心感谢恩师Scott Nadler在生前指导我掌握本书中所有的临床技能。

——Brian

我们在此感谢Gerald J. Herbison医师的指导与教诲，鼓励我们撰写本书。他进行身体检查和应用于诊断的方式，已成为所有Jefferson毕业生们终生执业的根本。本书内容反映我们的诚挚信念，恩师的方法必会广为通行，未来许多医师亦必会采用。我们在此对恩师Herbison的指导、训练和教育医师们的奉献，表达最热忱的感谢。

艾伦·米勒
金伯利·赫克特
布赖恩·戴维斯

致 谢

我们在此衷心感谢下列学者、专家们的贡献,有了他们的努力付出,才使本书得以完成。Nethra Ankam, MD；Anna M. Barrett, MD；Steve Dana; Mehul Desai, MD；Carolyn Forsman, MD；Jeff Gehret, DO；Stanley Jacobs, MD；Brian Kucer, MD；Ralph Marino, MD；Andrew McArdle；John L. Melvin, MD；Carly Miller, MD；Craig Percy；和C.R. Sridhara, MD。

· 第1章至第8章的插图由Steve Dana (University of California at Davis, Mediaworks) 所创作。

· 所有照片由Alan Miller, MD拍摄。

· 第1章和第2章的背部和髋部检查主要依据Gerald J. Herbison, MD (Thomas Jefferson University Hospital) 的基本教材所编著。

· 臂丛神经（第137页）和腰骶丛神经（第144页）由Andrew McArdle所惠赐。(posters@ajmcardle.me.uk)

· 第5章根据Carson Schneck, MD（Temple University Hospital）惠赐的教材改编。

· 第6章内容经American Spinal Injury Association: International Standards for Neurological Classification of Spinal Cord Injury同意后改编,并由Ralph Marino, MD和Lesley Hudson协助完成。

在此感谢University of Washington的Carol Tietz医师和Dan Graney医师让本书引用他们著作中的骨骼肌肉图片（请见第205～216页）。该数据内容取材自University of Washington Musculoskeletal Atlas: A Musculoskeletal Atlas of the Human Body, Carol Tietz,

MD and Dan Graney, PhD, 2003-2004.

· 感谢 The Department of Rehabilitation Medicine at Thomas Jefferson University Hospital 协助本书文稿的完成。

· 在此感谢 Department of Physical Medicine and Rehabilitation at the University of California at Davis 对本书所有图谱和美编工作的慷慨赞助。

目 录

第1章 关节检查 ··· 1

简介 (Introduction) ··· 2

肩部检查 (Shoulder Exam) ································· 3
简介（Introduction）··· 3
颈椎和肩部的活动范围（Range of Motion of the Cervical Spine and Shoulder）················· 4
肩部触诊（Palpation of the Shoulder）··················· 5
颈椎棘突检查（Cervical Spinous Process Exam）········ 6
Spurling检查（Spurling's Test）····························· 7
垂臂检查（Drop Arm Test）·································· 7
阻抗式外旋检查（Resisted External Rotation）········ 8
阻抗式内旋检查（Resisted Internal Rotation）········· 8
Patte检查（Patte's Tset）······································ 9
空罐检查（Empty Can Test）································· 9
背后举起检查（Lift-off Test）································ 10
Hawkins检查（Hawkins' Test）····························· 10
Neer检查（Neer' Test）·· 11
研磨操作手法（Scouring Maneuver）···················· 11
上臂交叉/内收/Apley绕颈检查
（Crossed Arm/Adduction/Apley's Scarf Test）······ 12
Yergason检查（Yergason's Test）·························· 12
改良Yergason检查（Modified Yergason's Test）······ 13
Speed检查（Speed's Test）·································· 13
主动压迫检查(O'Brien检查)
[Active Compression（O'Brien's）Test]············ 14
恐惧检查（Apprehension Test）···························· 14
复位检查（Relocation Test）································ 15
惊奇检查(向前放松检查)
[Surprise（Anterior Release）Test]················· 15
Adson操作手法（Adson's Maneuver）··················· 16

Allen 检查（Allen's Test） ································ 16
肋锁检查（Costoclavicular Test） ···················· 17
Roos 检查（Roos's Test） ······························· 17
Wright 超外展检查（Wright's Hyperabduction Test）··· 18

肘部检查 (Elbow Exam) ································ 19

简介（Introduction） ····································· 19
肘部的活动范围（Range of Motion of the Elbow）····· 20
肘部触诊（Palpation of the Elbow）···················· 21
Cozen 检查（Cozen's Test） ····························· 25
腕关节屈曲检查肱骨内上髁炎
　（Wrist Flexion for Medial Epicondylitis）············ 25
肘部尺神经 Tinel 征（Tinel's Sign of Ulnar at Elbow） ··· 26
尺侧副韧带松弛（Medial Ligamentous Laxity）······· 26
桡侧副韧带松弛（Lateral Ligamentous Laxity）······· 27

腕部/手部/手指检查 (Wrist/Hand/Digit Exam) ··· 28

简介（Introduction） ····································· 28
腕部和手指的活动范围
　（Range of Motion of the Wrist and Digits）········· 29
拇指动作（Thumb Motion） ···························· 30
腕部/手部/手指触诊（Wrist/Hand/Digit Palpation）··· 31
腕部正中神经 Tinel 征
　（Tinel's Sign of Median nerve at Wrist）············ 34
改良 Phalen 检查（Modified Phalen's Test）············ 34
反向 Phalen 检查（Reverse Phalen's Test） ············ 35
腕部压迫检查（Carpal Compression Test） ············ 35
蛤壳检查(腕部伸肌) [Clamshell (Wrist Extensors)] ··· 36
反向蛤壳检查(腕部屈肌)
　[Reverse Clamshell (Wrist Flexors)] ················ 36
手部内部肌肉紧张检查 (Bunnel-Littler 检查)
　[Tight Hand Intrinsics Test (Bunnel-Littler's Test)] 37
改良 Finkelstein 检查（Modified Finkelstein's Test）··· 37
Froment 征（Froment's Sign） ·························· 38
拇指轴向研磨检查（Thumb Axial Grind Test）········ 38

腰骶部和髋部检查
(Lumbosacral Spine and Hip Exam) ············ 39

简介（Introduction） ····· 39
髋部和下背部的活动范围
　（Range of Motion of Hip and Low Back） ····· 41
胸椎-腰椎-骶椎屈曲（T-L-S Spine Flexion） ····· 41
胸椎-腰椎-骶椎伸展和旋转
　（T-L-S Spine Extension and Rotation） ····· 41
胸椎-腰椎-骶椎侧向弯曲
　（T-L-S Spine Lateral Bending） ····· 42
髋关节内旋（Hip Internal Rotation） ····· 42
髋关节外旋（Hip External Rotation） ····· 43
髋关节屈曲（Hip Flexion） ····· 43
髋关节伸展（Hip Extension） ····· 44
下背部和髋部触诊
　（Palpation of the Low Back and Hip） ····· 45
腰椎棘突检查（Lumbar Spinous Process Exam） ····· 46
腰椎小面关节碾磨检查（Lumbar Facet Gring Test） ····· 46
Yeoman检查（Yeoman's Test） ····· 47
Gaenslen检查（Gaenslen's Test） ····· 47
Ober检查（Ober's Test） ····· 48
Noble压迫检查（Noble's Compression Test） ····· 48
直腿抬举检查（Straight Leg Raise Test） ····· 49
Ely检查（Ely's Test） ····· 50
松垮检查（Slump Test） ····· 50
股神经牵张检查（Femoral Nerve Stretch Test） ····· 51
下肢不等长（Leg Length Discrepancy） ····· 51
股骨前倾（Femoral Anteversion） ····· 52
Hoover征（Hoover's Sign） ····· 52

Herbison背部3分钟检查法
(The Herbison 3-Minute Back Exam) ····· 53
胸部旋转（Thoracic Rotation） ····· 53
Thomas检查（Thomas's Test） ····· 54
改良Gaenslen检查（Modified Gaenslen's Test） ····· 54
改良Ely检查（Modified Ely's Test） ····· 55
改良股神经牵张检查
　（Modified Femoral Nerve Stretch Test） ····· 55
改良Ober检查（Modified Ober's Test） ····· 56

髋部活动范围检查（Hip Range of Motion Test）··· 56
直腿抬举检查（Straight Leg Raise Test）············ 57
FABERE/Patrick检查（FABERE/Patrick's Test）··· 58

膝部检查 (Knee Exam) ············ 59

简介（Introduction）····················· 59
膝部的活动范围（Range of motion of the Knee）······ 60
膝部触诊（Palpation of the Knee）·············· 61
髌骨上方压迫检查（Suprapatellar Compression Test）······64
髌骨轻推滑动检查（Patellar Ballotment）·········· 64
向前拖曳检查（Anterior Drawer Test）··········· 65
轴向移动检查（Pivot Shift Test）················ 66
向后拖曳检查（Posterior Drawer Test）·········· 66
Lachman检查（Lachman's Test）················ 67
McMurray检查（McMurray's Test）············· 67
外侧稳定度检查（Test for Lateral Stability）······ 68
关节线压痛检查（Joint Line Tenderness Test）······ 68
内侧稳定度检查（Test for Medial Stability）······ 69
Apley碾磨检查（Apley's Grinding Test）·········· 69
Apley牵引检查（Apley's Distraction Test）·········· 70
腓骨头处腓神经的Tinel征
（Tinel's Sign of Peroneal Nerve at Fibular Head）··· 70

踝部检查 (Foot and Ankle Exam) ············ 71

简介（Introduction）····················· 71
踝部的活动范围（Range of Motion of the Ankle）······ 72
踝部触诊（Palpation of the Ankle）·············· 73
跟腱触诊（Achilles Tendon Palpation）·········· 76
紧握挤压检查 (Thompson检查)
    [Squeeze Test（Thompson's Test）]·············· 76
踝部向前拖曳检查（Ankle Anterior Drawer）······ 77
外旋检查（External Rotation Test）············· 78
距骨倾斜检查（Talar Tilt Test）················ 78
足底筋膜炎检查（Plantar Fasciitis Test）·········· 79
跗管检查 (踝部胫神经的Tinel征)
    [Tarsal Tunnel Test (Tinel's Sign of nerve at Ankle)] 80

第2章 肌肉检查 ········· 81

肌力分级（Grading Muscle Strength） ····· 83

上肢（Upper Extremities） ········· 84

上斜方肌（Upper Trapezius） ····· 84
中斜方肌（Middle Trapezius） ····· 84
下斜方肌（Lower Trapezius） ····· 85
中三角肌（Middle Deltoid） ····· 85
胸大肌（Pectoralis Major） ····· 86
菱形肌（Rhomboids） ····· 87
前锯肌（Serratus Anterior） ····· 88
肩胛下肌（Subscapularis） ····· 89
肩部外旋肌（Shoulder External Rotators） ····· 90
肱二头肌（Biceps Brachii） ····· 92
肱三头肌（Triceps） ····· 93
旋前圆肌（Pronator Teres） ····· 94
桡侧腕屈肌（Flexor Carpi Radialis） ····· 94
尺侧腕屈肌（Flexor Carpi Ulnaris） ····· 95
桡侧腕长伸肌和桡侧腕短伸肌
　（Extensor Carpi Radialis Longus and Brevis） ····· 96
指浅屈肌（Flexor Digitorum Superficialis） ····· 97
指深屈肌（Flexor Digitorum Profundus） ····· 98
示指伸肌（Extensor Indicis） ····· 99
拇长屈肌（Flexor Pollicis Longus） ····· 100
拇长伸肌和拇短伸肌
　（Extensor Pollicis Longus and Brevis） ····· 100
拇短展肌（Abductor Pollicis Brevis） ····· 101
拇收肌（Adductor Pollicis） ····· 102
第一骨间背侧肌（First Dorsal Interosseous） ····· 103
小指展肌（Abductor Digiti Minimi） ····· 104
骨间掌侧肌（Palmar Interossei） ····· 104
掌长肌（Palmaris Longus） ····· 105

下肢（Lower Extremities） ········· 106

髂腰肌（iliopsoas） ····· 106
髋部内收肌（Hip Adductors） ····· 107
髋部外展肌（Hip Abductors） ····· 108

髋部内旋肌（Hip Internal Rotators）……109
股四头肌（Quadriceps）……110
腿后群肌（Hamstrings）……111
胫骨前肌（Tibialis Anterior）……112
胫骨后肌（Tibialis Posterior）……113
腓骨长肌和腓骨短肌（Peroneus Longus and Brvis）…114
蹈长屈肌（Flexor Hallucis Longus）……114
蹈长伸肌（Extensor Hallucis Longus）……115
腓肠肌和比目鱼肌（Gastrocnemius and Soleus）……116

第3章 反射检查 ……117

简介 (Introduction) ……118
深腱/肌肉牵张反射的分级（Grading Deep Tendon/Muscle Stretch Reflexes）……119
记录反射的常用方法（Conventional Method of Documenting Reflexes）……120

上肢反射 (Upper Extremity Reflexes) ……121
肱二头肌反射 (C5)（Biceps Reflex）……121
肱桡肌反射 (C6)（Brachioradialis Reflex）……121
桡侧腕伸肌反射 (C6)
  （Extensor Caepi Radialis Reflex）……122
旋前圆肌反射 (C6)（Pronator Teres Reflex）……122
肱三头肌反射 (C7)（Triceps Reflex）……123
手屈肌反射 (C8/T1)（Finger Flexors Reflex）……123

下肢反射 (Lower Extremity Reflexes) ……124
内收肌反射 (L3)（Adductor Reflex）……124
髌反射（L4）（Patellar Reflex）……124
内侧腿后群肌反射 (L5)（Medial Hamstring Reflex）…125
踝阵挛反射 (S1) ……125
外侧腿后群肌反射 (S1)（Lateral Hamstring Reflex）…126

其他 (Miscellaneous) ……127
Babinski征（Babinski's Sign）……127
Chaddock征（Chaddock's Sign）……128
Oppenheim征（Oppenheim's Sign）……128

Hoffman 征（Hoffman's Sign） ············129
Wartenberg 征（Wartenberg's Sign） ···129
颌反射（Jaw Jerk） ············130
掌颏反射（Palmomental） ············130
眉心反射（Glabellar Reflex） ············131
鼻口部反射（Snout Reflex） ············131
Jendrassik 操作法（Jendrassik's Maneuver） ············132

第4章 周围神经检查 ············133

简介 (Introduction) ············134

周围神经和脊神经根 (正面分布) [Peripheral Nerves and Spinal Roots (Anterior Distribution)] ············135

周围神经和脊神经根 (背面分布) [Peripheral Nerves and Spinal Roots (Posterior Distribution)] ············136

上肢 (Upper Extremities) ············137

臂丛神经（Brachial Plexus） ············137
肌皮神经（Musculocutaneous Nerve） ············138
正中神经（Median Nerve） ············139
桡神经和腋神经（Radial and Axillary Nerves） ············140
尺神经（Ulnar Nerve） ············141
神经根皮节分区检查的临床标志（Clinical Landmarks for Root-level Dermatomal Examination） ············142

下肢 (Lower Extremities) ············144

腰骶丛神经（Lumbosacral Plexus） ············144
股神经（Femoral Nerve） ············145
闭孔神经（Obturator Nerve） ············146
腓神经 [Peroneal (Fibular) Nerve] ············147
胫神经（Tibial Nerve） ············148
神经根皮节分区检查的临床标志（Clinical Landmarks for Root-level Dermatomal Examination） ············149

其他 (Miscellaneous) ············151

轻触检查（Light Touch Sensation） ············151
针刺检查（Pinprick Sensation） ············152
振动检查（Vibratory Sensation） ············153

体位觉（Propriception） ·········· 154

第5章　步态和姿势 ·········· 155

简介 (Introduction) ·········· 156
　　姿势评估（Posture Evaluation） ·········· 157
　　步态周期（Gait Cycle） ·········· 160

常见的步态异常 (Common Abnormalities of Gait) ·········· 161
　　Trendelenburg步态（Trendelenburg Gait） ·········· 161
　　腿长不等（Leg Length Discrepancy） ·········· 161
　　止痛(剧痛)步态 [Antalgic (Painful) Gait] ·········· 161
　　共济失调步态（Ataxic Gait） ·········· 162
　　神经病变性步态（Neuropathic Gait） ·········· 162
　　足部拍击地面（Foot Stap） ·········· 163
　　跨越步态（Steppage Gait） ·········· 163
　　膝关节反屈（Knee Recurvatum） ·········· 163
　　臀大肌跛行（Gluteus Maximus Lurch） ·········· 164
　　痉挛型偏瘫步态（Spastic Hemiplegic Gait） ·········· 164
　　痉挛型双侧麻痹步态（Spastic Diplegic Gait） ·········· 165
　　肌营养不良步态（Dystrophic Gait） ·········· 165
　　回转步态（Circumduction Gait） ·········· 166
　　帕金森病步态（Parkinsonian Gait） ·········· 166
　　步态周期图解（Gait Cycle Diagram） ·········· 167

第6章　脊髓损伤检查 ·········· 169

简介 (Introduction) ·········· 170

美国脊椎损伤学会 (American Spinal Injury Association) ·········· 171
　　脊髓综合征（Spinal Cord Syndrome） ·········· 171
　　感觉检查（Sensory Examination） ·········· 172
　　运动检查（Motor Examination） ·········· 175
　　功能损伤评分（Impairment Scale） ·········· 176
　　分类步骤（Steps in Classification） ·········· 177
　　标准分类表（Standard Classification Form） ·········· 178

第7章 参考表格和资料……179

简介 (Introduction) ……180

神经学和肌肉骨骼学参考资料 (Neurologic and Musculoskeletal Resources) …181

解剖平面和说明（Anatomic Planes and Descriptors）…181

肌力分级（Grading Muscle Strength）……182

评估痉挛的改良Ashworth评分系统（Modified Ashworth Scale for Grading Spasticity）……183

深部肌腱/肌肉牵张反射分级（Grading Deep Tendon/Muscle Stretch Reflexes）……184

记录反射的传统方法（Conventional Method of Documenting Reflexes）……185

上运动神经元与下运动神经元病检查表现比较（Upper Motor Neuron Versus Lower Motor Neuron Findings）……186

典型上肢神经根病变（Classic Upper Extremity Radiculopathies）……187

典型下肢神经根病变（Classic Lower Extremity Radiculopathies）……188

疼痛类型（Types of Pain）……189

不自主动作的定义（Definitions of Involuntary Motor Movements）……190

常见卒中综合征（Common Stroke Syndrome）……191

美国风湿病学院1990年纤维肌痛症分类标准（American College of Rheumatology 1990 Criteria for the Classification of Fibromyalgia）……195

非器质性下背痛的Waddell征（Waddell's Sign of Nonorganic Low Back Pain）……197

对称性肌肉无力的诊断（Diagnosis of Symmetric Muscle Weakness）……198

疼痛的视觉类比评分量表（Visual Analog Scale of Pain）……200

Wong-Baker FACES 小儿疼痛评估量表（Wong-Baker's FACES Pain Rating Scale）……201

第8章　肌肉骨骼图谱 ……203

简介 (Introduction) ……204
上肢 (Upper Extremities) ……205
下肢 (Lower Extremities) ……212

第9章　肌肉简表 ……217

简介 (Introduction) ……218
上肢 (Upper Extremities) ……219
肌肉动作、解剖位置和神经支配——肩部与上臂 (Muscle Action, Location and Innervation——Shoulder and Arm) ……219
肌肉动作、解剖位置和神经支配——前臂 (Muscle Action, Location and Innervation——Forearm) ……223
肌肉动作、解剖位置和神经支配——手部 (Muscle Action, Location and Innervation——Hand) ……226

下肢 (Lower Extremities) ……228
肌肉动作、解剖位置和神经支配——腹部、髋部、骨盆 (Muscle Action, Location and Innervation——Abdomen, Hip, Pelvis) ……228
肌肉动作、解剖位置和神经支配——大腿和小腿 (Muscle Action, Location and Innervation——Thigh and Leg) ……231
肌肉动作、解剖位置和神经支配——足部 (Muscle Action, Location and Innervation——Foot) ……234

临床速查索引 ……236

第1章

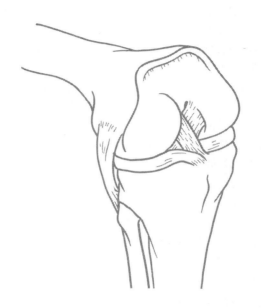

关节检查

■■■ 简介 (Introduction)

准确评估各关节状况，是判断骨骼肌肉系统疾病的病因，并决定后续治疗方式的重要步骤。身为检查者，我们必须训练自己的双眼和双手，以便能查出具有重要临床意义的身体两侧的差异，或不同病例间的差异。我们也必须能够在检查关节时，"感觉得到"其异常变化。例如检查粘连性肩周炎 (adhesive capsulitis) 时，在关节活动到最大角度时的"感觉"，与盂肱关节炎 (glenohumeral arthritis) 的患者活动到最大角度时的"感觉"不同。我们须明白，各关节的平均活动范围应依其关节本身活动范围、性别和其他因素而定；例如老年人会因发生脊椎前弯或驼背，限制了胸椎、腰椎的活动范围。因此年轻临床专业人员应尽心尽力积累此领域的经验。

本书所叙述的关节评估方法，是依照临床专业人员常用的骨骼肌肉系统顺序予以编写，即视诊、触诊、活动范围，最后再介绍特殊检查手法及引发症状的操作手法。对于下背部和髋部的评估，则设专章论述。

在本书检查方法的图标中，会在图片上标示箭头，以协助说明该检查方法。依图片对比的需要，各图箭头分为实线箭头和虚线箭头两种。

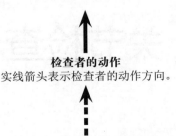

检查者的动作
实线箭头表示检查者的动作方向。

患者的动作
虚线箭头表示患者的动作方向。

▇▇▇ 肩部检查 (Shoulder Exam)

◉ 简介 (Introduction)

肩部检查包括视诊、被动活动范围和主动活动范围、肩部肌肉的肌力检查、触诊，必要时施行一些引发症状的操作手法，使患者的主诉或症状再度重现，以便进一步明确病因。同时须施行完整的颈部检查，以评估肩部或上臂疼痛是否与颈椎有关；另外也必须评估肘部结构。

视诊：令患者轻松站立，先检查肩部的外观，并且与对侧肩部比较；检查时应注意肩部形状、大小、肤色或姿势的差异。观察患者在休息状态下的肩胛骨位置，并与对侧比较，应特别评估休息状态下两侧肩胛骨的内侧/外侧之位置差异，与两侧肩胛骨上下极的高度差异。在休息状态下，惯用侧肩部通常会比非惯用侧低。

运动范围：观察患者自主活动上肢的情形，令患者做最大范围的肩部屈曲、伸展、外展、内旋和外旋等动作；并检查前述各项动作的被动活动范围（检查者协助）会不会比主动活动范围（患者自己启动）更大。若发现被动活动范围和主动活动范围有差异，可有助于区分肌肉无力和关节挛缩。如果怀疑由于肌痉挛限制了活动范围，则在施行被动活动范围检查时，应尽可能缓慢，以减轻肌痉挛的影响。

令患者将手从垂臂休息体位转变到"手部叉腰"动作，并评估其动作，注意两侧动作之间的差异；令患者做肩部屈曲、外展和内收等动作，评估肩胛骨的位置；然后检查者固定住患者的肩胛骨，施行被动检查操作手法；在检查肩部内旋和外旋时，肩关节和肘关节皆应维持呈90°，此种姿势才可直接评估肩关节。

触诊：沿着盂肱关节线（前侧和后侧）、肩胛骨和肩袖的肌腱附着部位，逐一检查肩关节的压痛点；同时应触诊肩锁关节、胸锁关节和肱二头肌肌腱。对肩部施行全程被动活动范围检查，并且通过触诊体会是否感觉到细捻发音、咔嗒声、沉闷音。

⊙ 颈椎和肩部的活动范围
(Range of Motion of the Cervical Spine and Shoulder)

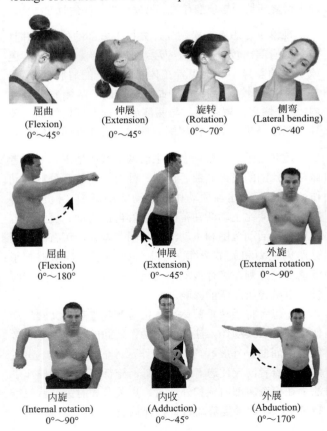

屈曲 (Flexion) 0°～45°

伸展 (Extension) 0°～45°

旋转 (Rotation) 0°～70°

侧弯 (Lateral bending) 0°～40°

屈曲 (Flexion) 0°～180°

伸展 (Extension) 0°～45°

外旋 (External rotation) 0°～90°

内旋 (Internal rotation) 0°～90°

内收 (Adduction) 0°～45°

外展 (Abduction) 0°～170°

肩部触诊 (Palpation of the Shoulder)

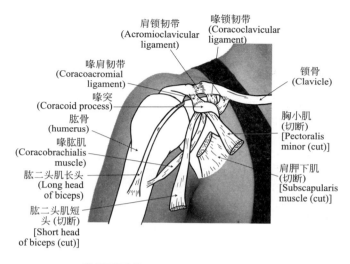

肩部正面观 (Shoulder Anterior View)

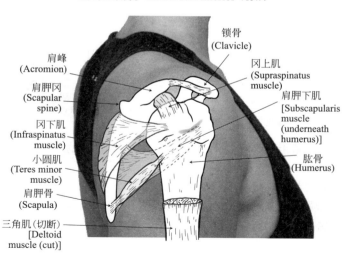

肩部侧面观 (Shoulder Lateral View)

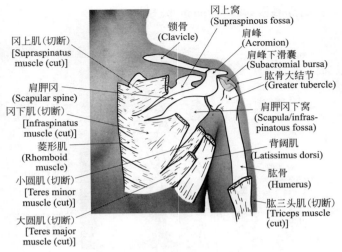

肩部后面观（Shoulder Posterior View）

◉ 颈椎棘突检查（Cervical Spinous Process Exam）

患者： 坐姿或站姿，颈椎呈最大屈曲。

检查者： 在患者最大颈椎屈曲到伸展的过程中，由颈椎侧面观察。

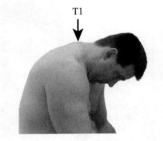

结果解释： 在颈椎屈曲时，从颈椎后侧触诊到的最高突起部位最有可能是第1胸椎（T1）的棘突；可与第7颈椎（C7）棘突区别，因为C7活动度较大，因此在屈曲时会向前移。

注意： 颈椎和胸椎的节段，可向上或向下计数棘突来判定。

◉ Spurling 检查（Spurling's Test）

患者：坐着，头部伸展30°，向一侧注视。

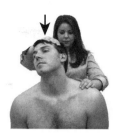

检查者：用轻微至中等的力量，从患者头顶向下压，以形成轴向的压力。

阳性结果：会再度引起疼痛/麻木，并且向一侧上肢或两侧上肢放射，呈神经根分布。

结果解释：疼痛或感觉异常向肩部或上肢放射时，可能表示颈椎的某神经根受到刺激。颈部出现固定部位疼痛时，可能表示脊椎小关节的疾病或者后侧脊椎结构的疾病。

注意：对于颈椎椎管狭窄、关节炎和压缩性骨折的患者，应小心实施此项检查。

◉ 垂臂检查（Drop Arm Test）

患者：坐着或直立。

检查者：将患者手臂在冠状面上外展90°，然后在水平面上内收45°，令患者缓慢放下手臂。

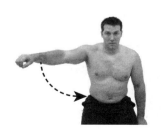

阳性结果：引起剧烈疼痛，或患者无法将患侧手臂以适当控制的方式垂放下来。

结果解释：肩袖肌肉破裂，或严重肌腱病变。

◉ 阻抗式外旋检查（Resisted External Rotation）

患者：开始时坐姿，肘部靠在身侧，肘关节屈曲90°；自行做肩部外旋动作。

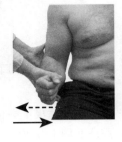

检查者：站在患者侧面，主动用力阻抗其肩部外旋动作。

阳性结果：患者患侧出现肌无力和（或）疼痛。

结果解释：肩袖肌肉或后三角肌功能障碍。

◉ 阻抗式内旋检查（Resisted Internal Rotation）

患者：开始时坐姿，肘部靠在身侧，肘关节屈曲；自行做肩部内旋动作。

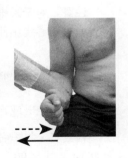

检查者：站在患者侧面，主动用力握住其前臂远端，阻抗其肩部内旋动作。

阳性结果：患者患侧出现肌无力和（或）疼痛。

结果解释：肩袖肌肉肌腱病变，或肩胛下肌功能障碍。

注意：①其他肌肉如胸大肌和大圆肌也会支持肩内旋动作，如果这些肌肉功能障碍，也会影响肌力。

② 斜方肌无力会使肩胛骨稳定性变差，导致肩部内旋肌肉的假性无力。

◉ Patte检查（Patte's Test）

患者：坐姿，肘关节屈曲90°；肩关节外展90°，且外旋使拳头朝上，试着做更大的肩部外旋动作。

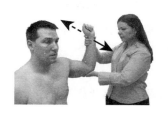

检查者：用一只手阻抗其外旋动作，另一只手支撑患者肘部。

阳性结果：患者的肩部或肩胛骨部位出现疼痛，但仍保持部分肌力维持手臂外旋，或无力维持手臂外旋姿势。

结果解释：冈下肌或小圆肌的肌腱炎（疼痛/保有一些肌力），或破裂（手臂下垂）。

◉ 空罐检查（Empty Can Test）

患者：肩关节外展90°，向上弯曲30°，肘关节完全伸直，前臂弯曲旋前（拇指朝下，犹如将空罐翻转朝下）。

检查者：向患者前臂远端施加向下的压力，令患者试着对抗。

阳性结果：引发患者肩部疼痛。

结果解释：冈上肌的肌腱病变。

⊙ 背后举起检查 (Lift-off Test)

患者：直立或俯卧，上臂内旋，肘关节中度屈曲，手背碰到中段腰椎。

检查者：指引患者向后举起手，以离开背部。

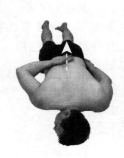

阳性结果：无法对抗重力或检查者的微小阻力，将手举起离开背部；或与对侧相比，其动作明显受限。

结果解释：肩胛下肌、背阔肌或菱形肌无力。

注意：① 此项检查可在站立位施行。
② 患者若发生肩胛下肌、背阔肌或菱形肌无力时，可能会试着用肱三头肌/肘部的伸肌来代替此动作。

⊙ Hawkins检查 (Hawkins' Test)

患者：肘关节和肩关节屈曲90°，肩关节外展并内旋，拳头朝下。

检查者：握住患者上臂的肘关节上端予以固定，并对其前臂远端前侧施力，使肩关节内旋至最大范围。

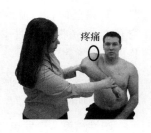

阳性结果：引发患者肩峰部位疼痛。

结果解释：压迫综合征。

◉ Neer检查（Neer' Test）

患者：肘关节伸展，前臂旋前（拇指朝下）。

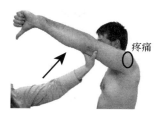

疼痛

检查者：将患者上臂举起并使之屈曲，与冠状面呈30°，将其肩关节被动伸展到最大活动范围。

阳性结果：引发患者肩部疼痛。

结果解释：压迫综合征。

注意：检查者可能须用另一只手固定住患者的肩胛骨，以便进一步检查冈上肌的压迫情形。

◉ 研磨操作手法（Scouring Maneuver）

患者：肘关节和肩关节屈曲90°，肩关节外展并内旋，拳头朝下（与Hawkins检查相同）。

检查者：固定住肩胛骨，将患者手臂内旋的同时将其肩关节由屈曲姿势改为伸展姿势。

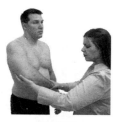

起始位置

阳性结果：引发患者肩部疼痛。

结果解释：压迫综合征。

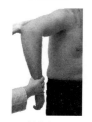

最终位置

⊙ 上臂交叉/内收/Apley绕颈检查
(Crossed Arm/Adduction/Apley's Scarf Test)

患者：坐姿或直立。

检查者：将患者肩关节屈曲90°，将手臂水平移向胸部，使手臂向前移到对侧肩部。检查者即可检查同侧的肩锁关节。

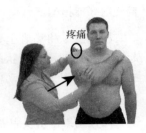

阳性结果：肩锁关节疼痛、位移或咔嗒声。

结果解释：肩锁关节功能障碍。

⊙ Yergason检查 (Yergason's Test)

患者：坐在检查台或检查椅上，上臂位于体侧；肘关节屈曲90°，前臂旋前。

检查者：握住患者手腕上方，阻抗患者的主动旋后动作。

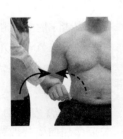

阳性结果：肱二头肌肌腱部位疼痛。

结果解释：肱二头肌肌腱炎/肌腱病变。

注意：请参阅改良Yergason检查，该检查可对肱二头肌肌腱不完全脱位和肩胛下肌进行评估。

◉ 改良Yergason检查（Modified Yergason's Test）

患者：坐在检查台或检查椅上；肘关节屈曲90°，前臂旋前。

检查者：握住患者手腕上方，阻抗患者的主动旋后和外旋动作。触诊患者的肱二头肌肌腱。

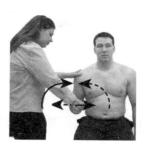

阳性结果：肱二头肌肌腱部位疼痛，或可触诊肱二头肌肌腱不完全脱位。

结果解释：肱二头肌肌腱病变、肌腱不完全脱位和/或肩胛下肌损伤。

◉ Speed检查（Speed's Test）

患者：肩关节屈曲50°，肘关节伸展，腕关节旋后。

检查者：在患者前臂施加向下的力量，以伸展其肩部。

阳性结果：肱二头肌部位疼痛。

结果解释：肱二头肌肌腱炎。

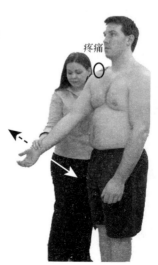

⦿ 主动压迫检查 (O'Brien检查)
[Active Compression (O'Brien's) Test]

患者：肩关节屈曲90°，再水平内收至15°，维持最大内旋角度，肘关节完全伸展。

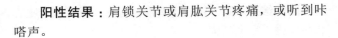

检查者：① 在患者前臂远端施加向下的力量，对抗患者的最大阻力。
② 将肩关节改为外旋，再重新检查一次。

阳性结果：肩锁关节或肩肱关节疼痛，或听到咔嗒声。

结果解释：如果疼痛位于肩锁关节，即肩锁关节的功能障碍；如果疼痛位于肩肱关节，则为由前往后的上盂唇损伤。

⦿ 恐惧检查（Apprehension Test）

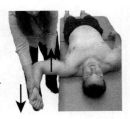

患者：① 仰卧在检查台上，上臂垂于台缘。
② 肩关节外展90°，肘关节屈曲90°，肩关节呈最大外旋角度。

检查者：用一只手在患者前臂远端施加向后的力量，另一只手在手臂近端施加向前的力量，使肩关节外旋角度更大。不要超过患者可耐受的疼痛范围。

阳性结果：会引起患者疼痛，或引起疼痛时患者感到恐惧，或感觉肩关节即将脱位，或"咔嗒一声突然跑到关节盂外"。

结果解释：肩关节前侧松弛或不稳定。

◉ 复位检查（Relocation Test）

患者：① 仰卧在检查台上，半段上臂垂于台缘。

② 肩关节外展90°，肘关节屈曲90°，肩关节呈最大外旋角度（与惊奇检查相同）。

检查者：① 用一只手握住患者手腕，稳定住患者的上臂。

② 用另一只手手掌对肩肱关节施加向后的力量。

阳性结果：患者肩部疼痛和（或）不稳定感减轻，或活动范围增大。

结果解释：肩关节前侧松弛或不稳定。

◉ 惊奇检查（向前放松检查）
[Surprise（Anterior Release）Test]

患者：① 仰卧在检查台上，半段上臂垂于台缘。

② 肩关节外展90°，肘关节屈曲90°，肩关节呈最大外旋角度（与复位检查相同）。

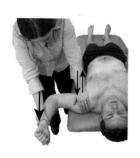

检查者：施行复位检查，然后突然放松对肩肱关节施加的力量。

阳性结果：患者会重新出现疼痛或不稳定感。

结果解释：肩关节前侧松弛或不稳定。

⊙ Adson 操作手法 (Adson's Maneuver)

患者：转头朝向一侧，颈部伸展。肩关节外展45°，肘关节自然伸展，令患者吸一口气，屏气，维持最大吸气状态。

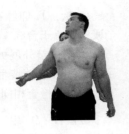

检查者：触诊双侧桡动脉搏动。

阳性结果：当施行此操作手法时，脉搏消失和（或）患者诉说拇指出现麻木或刺痛感。

结果解释：斜角肌压迫臂丛神经或大血管。

⊙ Allen 检查 (Allen's Test)

患者：肩关节外展约90°，肘关节屈曲约60°。

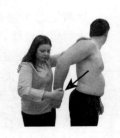

检查者：握住患者的前臂远端，并施行肩关节的被动内旋和伸展动作，同时触诊桡动脉搏动。

阳性结果：当患者转头面向另一侧时，脉搏减弱或消失。

结果解释：血管源性胸廓出口综合征会合并脉搏消失，神经源性胸廓出口综合征会合并麻木或刺痛感。

◉ 肋锁检查（Costoclavicular Test）

患者：直立或坐姿。

检查者：① 站在患者身后，令患者肩关节伸展10°～20°，触诊双侧桡动脉搏动。

② 令患者突然挺胸。

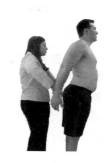

阳性结果：本可触诊到的脉搏消失和（或）合并上臂及前臂麻木。

结果解释：在肋骨和锁骨之间压迫到臂丛神经或大血管。

◉ Roos检查（Roos's Test）

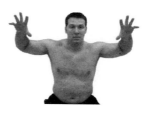

患者：① 双臂外展呈90°，双肘关节屈曲呈90°。

② 然后双手做快速张开和握紧动作30～180s。

检查者：观察患者的双手。

阳性结果：引发患者的症状，并应伴随出现患侧手部苍白。停止检查使症状减轻和（或）使手部颜色恢复正常。

结果解释：胸廓出口综合征。

● Wright 超外展检查（Wright's Hyperabduction Test）

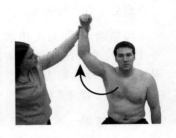

患者：直立，肘关节屈曲90°。

检查者：触诊桡动脉脉搏，并缓慢将患者上臂外展和屈曲到130°以上。可使用听诊器来听桡动脉脉搏。

阳性检查：本可触诊到的脉搏消失，上臂或前臂麻木，或听到血管杂音。

结果解释：在肋骨和锁骨之间压迫到大血管（脉搏改变或出现血管杂音），或压迫臂丛神经（麻木）。

▪▪▪ 肘部检查 (Elbow Exam)

◉ 简介（Introduction）

肘部检查包括视诊、触诊、运动范围检查，以及评估肘部的肌肉群之肌力。

视诊：观察肿胀、积液、红斑或变形，可比较两侧。

触诊：将一只手轻巧地放在肘部上，检查温度，并与对侧比较。触诊下列结构，并注意有无疼痛出现：肱骨内上髁、肱骨外上髁、鹰嘴、鹰嘴滑囊、前臂屈肌肌腱、前臂伸肌肌腱和肱三头肌肌腱。检查肘关节积液的最佳方法，为触诊肘后侧肱三头肌肌腱附近的肿胀情形。在桡骨头部/肱桡关节部位，检查肘部各种动作时的咔嗒声/摩擦声/不完全脱位情形。在评估肘关节时，应整体评估细捻发音、咔嗒声和沉闷声。其他可触诊的结构包括肱二头肌远端肌腱、尺侧和桡侧副韧带。

进行肘部的所有检查操作和检查活动范围时，都可令肘部放在检查台上，以稳定住肘部和肩部。检查主动屈曲时，应令前臂呈完全旋前姿势和完全旋后姿势分别进行。同时也要记录活动范围的最大角度，因为过度伸展常常并发于韧带松弛；亦应评估在肘关节最大屈曲和最大伸展时的旋前和旋后动作。

⦿ 肘部的活动范围（Range of Motion of the Elbow）

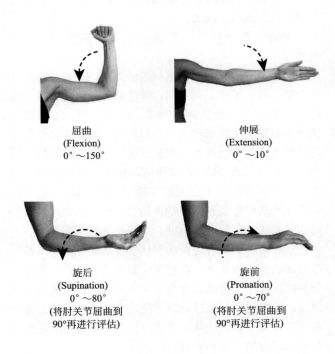

屈曲
(Flexion)
0°～150°

伸展
(Extension)
0°～10°

旋后
(Supination)
0°～80°
(将肘关节屈曲到
90°再进行评估)

旋前
(Pronation)
0°～70°
(将肘关节屈曲到
90°再进行评估)

肘部触诊(Palpation of the Elbow)

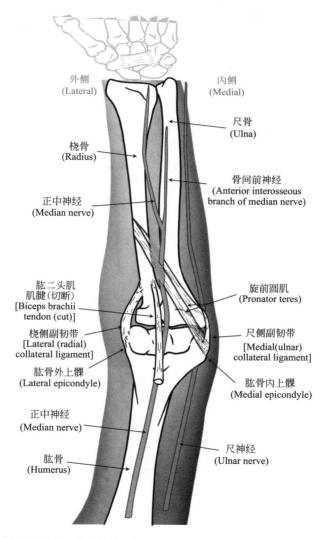

肘部正面观(旋后姿势)[Elbow Anterior View (in supinatoion)]

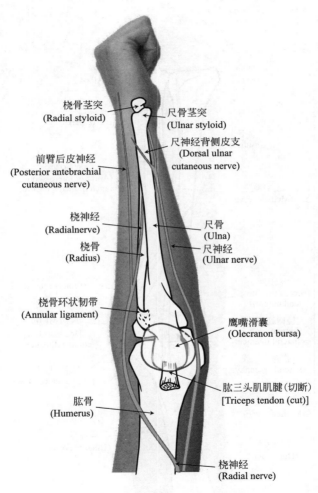

肘部后面观（Elbow Posterior View）

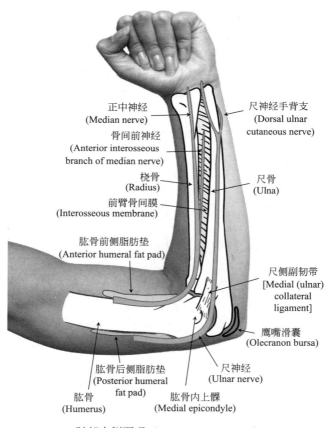

肘部内侧面观（Elbow Medial View）

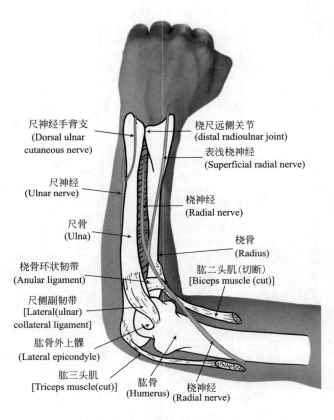

肘部外侧面观（Elbow Lateral View）

◉ Cozen 检查 (Cozen's Test)

患者：肘关节置于大腿上或检查台上，屈曲约60°，腕关节伸直。

检查者：用力将患者伸直的腕关节屈曲。

阳性结果：在患者做伸直阻抗动作时，肱骨外上髁部位疼痛。

结果解释：网球肘（肱骨外上髁炎）。

注意：您可以采用第36页的蛤壳检查增加阻力。

◉ 腕关节屈曲检查肱骨内上髁炎 (Wrist Flexion for Medial Epicondylitis)

患者：前臂置于大腿上或检查台上，肘关节屈曲约50°，腕关节完全屈曲。

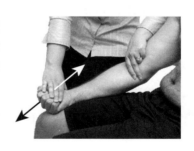

检查者：用力将患者屈曲的腕关节伸直。

阳性结果：肱骨内上髁部位疼痛。

结果解释：肱骨内上髁炎。

注意：您可以采用第36页的反向蛤壳检查增加阻力。

◉ 肘部尺神经Tinel征（Tinel's Sign of Ulnar at Elbow）

患者：前臂屈曲呈90°。

检查者：轻轻敲击肱骨内上髁和尺骨鹰嘴之间的尺神经沟。

阳性结果：引起尺神经分布区域（环指和小指）疼痛，电击般的感觉，知

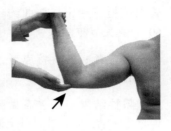

觉异常或麻木请见第141页有关尺神经在前臂和手部的分布区域说明，请见第23页尺神经的解剖位置说明。

结果解释：肘部的尺神经受到刺激。

注意：过度用力可能会引起假阳性检查结果。

◉ 尺侧副韧带松弛（Medial Ligamentous Laxity）

患者：肩关节屈曲呈60°，肘关节屈曲0°并完全旋后。

检查者：将一只手掌置于肘部外侧，另一只手掌对患者前臂远端施加朝向外侧的力量，令患者肘关节屈曲至30°，再重复上述检查。

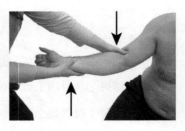

阳性结果：疼痛和（或）关节松弛。

结果解释：尺侧副韧带松弛。

◉ 桡侧副韧带松弛 (Lateral Ligamentous Laxity)

患者：肩关节屈曲呈60°，肘关节屈曲0°并完全旋后。

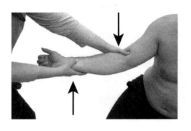

检查者：将一只手掌置于肘部内侧，另一只手掌对患者前臂远端施加朝向内侧的力量，令患者肘关节屈曲至30°，再重复上述检查。

阳性结果：疼痛和（或）关节松弛。

结果解释：桡侧副韧带松弛。

▪▪▪ 腕部/手部/手指检查
(Wrist/Hand/Digit Exam)

◉ 简介（Introduction）

视诊：肿块、弯曲、肿胀、红斑等。与对侧手部相比较，肌肉的大小和对称情形。应特别注意——检查沿着肘部到腕部及手部的肌腱走向。评估大鱼际肌和小鱼际肌隆突的大小，并且检查掌骨间部位特殊的肌肉萎缩，这些现象可能表示近端神经受到压迫或发生病变。

触诊：应触诊手部、腕部和手指等部位的局部压痛情形。检查关节的滑膜炎、泥沼样感和细捻发音；记录动作的特点，特别是在肌肉收缩时出现的任何尺侧或桡侧的偏向；注意观察并触诊肌腱不完全脱位现象，这是此部位的常见病症。

运动范围：应评估两种活动范围——主动和被动活动范围。最便于检查活动范围的姿势为患者采坐姿，肘关节完全屈曲，屈曲90°，或完全伸直；在这些姿势下检查腕关节旋后和旋前，并配合腕关节屈曲和伸展动作，检查确认腕部和肘部运动的情形。

在骨骼肌肉系统检查方法中，手部肌肉最不适合使用操作检查手法来评估。应采用有系统的方式依序评估手部肌力，例如检查正中神经支配的肌肉，然后检查尺神经支配的肌肉等，并随时谨记受伤的特有形式，以协助诊断周围神经病变或是近端病变。检查者必须思考受伤的特有形式，以便确切诊断周围神经或发生近端功能障碍。

在手部和腕部经常需要使用引发症状的检查手法，来检查肌腱或韧带的损伤，且通常等到检查过程的最后阶段才执行，以免患者采取防卫姿势或引起疼痛，进而降低其他检查的准确性。

腕部和手指的活动范围
(Range of Motion of the Wrist and Digits)

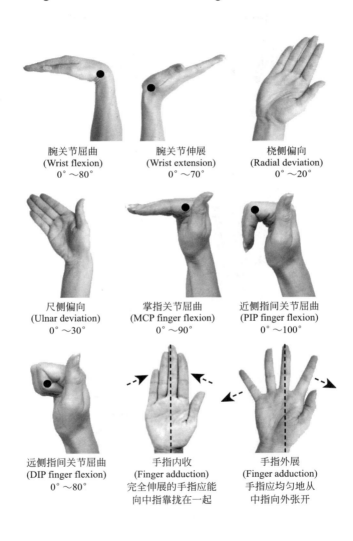

⊙ 拇指动作（Thumb Motion）

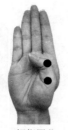

拇指屈曲
(Thumb flexion)
在掌指关节为0°～50°
在指间0°～80°

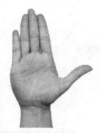

拇指伸展（桡侧外展）
[Thumb extension (radial abduction)]
0°～60°
有些人的指间关节
可以过度伸展到15°

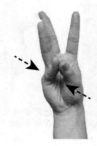

拇指对掌
(Thumb opposition)
应该能够将拇指掌侧
和小指掌侧接触靠拢

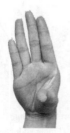

拇指外展
(Thumb abduction)
（掌侧外展）
0°～70°

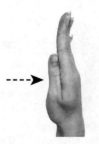

拇指内收
(Thumb abduction)
0°～40°
拇指应可碰到食指的掌侧

◉ 腕部/手部/手指触诊（Wrist/Hand/Digit Palpation）

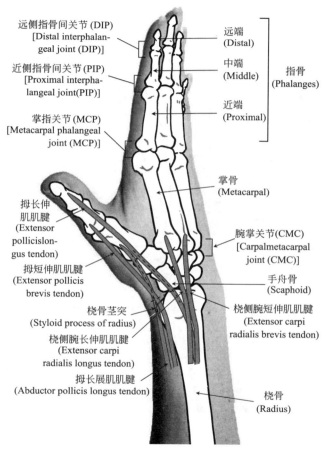

右手侧面观（Right-hand Lateral View）

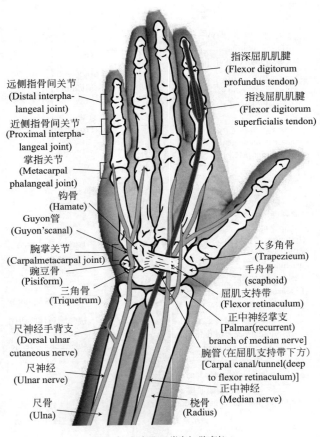

右手正面观（掌侧/腹侧）
(Right-hand Anterior/Palmar/Volar View)

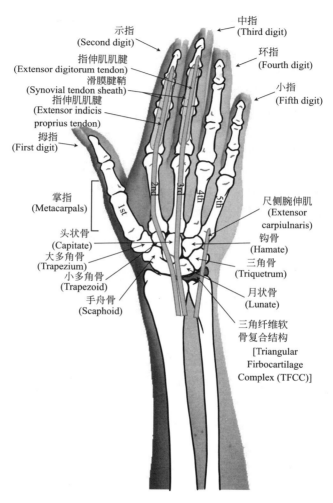

右手背面观（Right-hand Posterior/Dorsal View）

◉ 腕部正中神经Tinel征
（Tinel's Sign of Median nerve at Wrist）

患者：前臂旋后。

检查者：用手轻轻敲击患者腕部近端的正中神经上方。

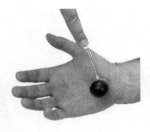

阳性结果：轻敲时会引起刺痛，暂时麻木，电击般的感觉，或剧痛从敲击部位向远端放射，典型的情形出现在拇指、示指、中指和环指桡侧面的掌面。请见第139页有关正中神经支配手部区域的说明，以及第32页的解剖位置详解。

结果解释：正中神经受到的刺激，常常是在腕管内受到压迫所引起的。

◉ 改良Phalen检查（Modified Phalen's Test）

患者：两腕关节屈曲90°，双手的手背互相紧靠。

检查者：请患者维持此姿势30～60s。

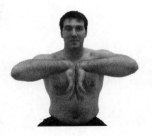

阳性结果：会再度引起患者麻木或刺痛的症状，典型的情形出现在拇指、示指、中指和环指桡侧面的掌面。请见第139页有关正中神经支配手部区域的说明。

结果解释：维持此姿势超过60s，可能会造成正常人的假阳性结果。

◉ 反向Phalen检查（Reverse Phalen's Test）

患者：两腕关节伸展90°或以上，双手的手掌互相紧靠在一起。

检查者：请患者维持此姿势30～60s。

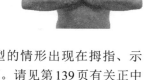

阳性结果：会再度引起患者麻木或刺痛的症状，典型的情形出现在拇指、示指、中指和环指桡侧面的掌面。请见第139页有关正中神经支配手部区域的说明。

◉ 腕部压迫检查（Carpal Compression Test）

患者：前臂旋后，手部障碍。

检查者：沿着患者腕管的全长，用双手拇指紧紧压迫腕管，维持15～120s，并分别朝患者手部的内侧和外侧方向施力。

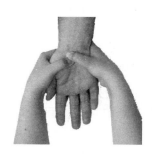

阳性结果：会再度引起患者麻木或刺痛的症状，典型的情形出现在拇指、示指、中指和环指桡侧面的掌面。请见第139页有关正中神经支配手部区域的说明，以及第32页的解剖位置详解。

结果解释：正中神经在腕管内受到压迫。

⊙ 蛤壳检查 (腕部伸肌) [Clamshell (Wrist Extensors)]

患者：将上肢与腕部放在中立位，前臂旋前。

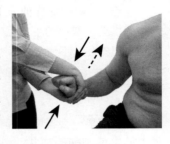

检查者：① 站在患者受检部位的同侧，将双手围住患者的腕部，手指互相紧扣。上方手部的拇指大鱼际放在患者的指节处，下方手部的拇指大鱼际放在患者桡骨茎突的掌面。

② 用力紧紧扣住患者手部，就像蛤壳一样，令患者试着伸展其腕部。

注意：本检查在评估腕部伸肌的肌力上可较省力。

⊙ 反向蛤壳检查 (腕部屈肌)
[Reverse Clamshell (Wrist Flexors)]

患者：将上肢与腕部放在中立位，前臂旋前。

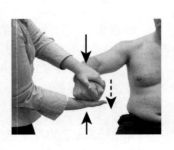

检查者：① 双手围住患者的腕部，手指互相紧扣。上方手部的拇指大鱼际放在患者桡骨茎突的背面，下方手部的拇指大鱼际放在患者的指节处。

② 用力紧紧扣住患者手部，就像蛤壳一样，令患者试着屈曲其腕部。

注意：本检查在评估腕部屈肌的肌力上可较省力。

◉ 手部内部肌肉紧张检查 (Bunnel-Littler检查)
[Tight Hand Intrinsics Test (Bunnel-Littler's Test)]

患者：放松手部。

检查者：① 使患者手指呈被动位置，以使掌指关节（MCP）完全伸展，并且试着屈曲其近侧指骨间关节（PIP）和远侧指骨间关节（DIP）。

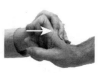

MCP伸展

② 然后采取被动动作，使其MCP屈曲，接着再试着屈曲其近端指间关节（PIP）和远端指间关节（DIP）。

MCP屈曲

阳性结果：当MCP伸展时，无法完全屈曲PIP和DIP，当MCP位于中立位或屈曲时，可令PIP和DIP完全屈曲。

结果解释：手部内部肌肉紧张。

注意：无论MCP是何种姿势都无法屈曲PIP时，表示PIP关节囊紧张。

◉ 改良Finkelstein检查（Modified Finkelstein's Test）

患者：拇指完全屈曲，蜷缩在握拳的手掌内。

检查者：用一只手固定住患者前臂，另一只手握住患者拳头，并将其腕部向尺侧偏移。本检查会对拇指根部的肌腱产生压力。

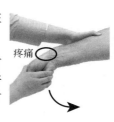

疼痛

阳性结果：会引起患者拇指桡侧根部或桡骨远端部位疼痛。

结果解释：De Quervain腱鞘炎（拇伸肌肌腱炎）。

◉ Froment 征 (Froment's Sign)

患者：用拇指和示指捏住一张纸或名片。

检查者：捏住纸张的另一端，并且指导患者用力捏住纸张（拇指内收），以免纸张被抽出。

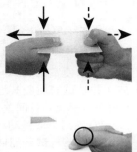

阳性结果：拇指指间关节（IP）屈曲。

结果解释：尺神经支配的拇内收肌无力（使用拇长屈肌代替）。

屈曲IP关节

注意：造成拇指IP屈曲的原因乃是患者使用拇长屈肌来代替无力的拇内收肌，形成捏住动作。

◉ 拇指轴向研磨检查 (Thumb Axial Grind Test)

患者：放松手部。

检查者：① 固定住患者拇指和腕部。

② 经第1掌骨施力，传导至第1腕掌关节处。

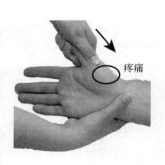

疼痛

阳性结果：拇指疼痛，细捻发音，研磨音，或不完全脱位。

结果解释：拇指腕掌关节关节炎或不完全脱位。

■■■ 腰骶部和髋部检查
(Lumbosacral Spine and Hip Exam)

◉ 简介 (Introduction)

背部或髋部的病变会引起严重后果，包括疼痛，姿势和步态异常。考虑背部病变时，医护人员在试着检验出功能障碍（肌肉原因、骨骼原因、神经原因、椎间盘原因、关节原因等）的根源时，可依部位（颈椎、胸椎、腰椎、骶椎）一一着手检查，定位出引起疼痛的根源，此对制定合适的治疗计划是很重要的。医护人员必须记住，任何脊椎节段的病变都可能会引起该节段上方或下方的功能障碍。

视诊：首先观察患者站立时的背部，检查任何出现不对称的部位和骨盆倾斜的现象。观察脊柱的曲线，检查脊柱侧弯、脊柱过度前凸或后凸（请见第5章）。请患者维持双膝完全伸直，然后再缓慢地弯曲，并且碰触足趾，同时观察患者在弯曲时与回到自然姿势时，其脊柱和骨盆的活动情况；这些动作应该很平顺，若有任何受限节段，可能表示其为发生局部病变的部位。注意在胸椎、腰椎、骶椎和骨盆之间的活动范围，因为出现不平稳的跳动或不匀称的动作时，可能表示该处病变。同样应注意任何先前手术或创伤所留下的瘢痕，这也许是引起疼痛或运动范围受限制的原因；注意两侧之间的肌肉和软组织的对称性，包括患者如何代偿取得对称（例如倾向单侧，站立时躯干旋转）；评估患者站立姿势，判定患者是否倾斜、变换姿势或旋转躯干；注意两侧髂骨高度的对称性、骨盆倾斜，以及脊柱前凸或侧弯的程度（请详阅第5章）。同时应注意下肢及臀部肌肉的对称性，检查是否出现肌肉萎缩，这些都可能是患者的重要病情线索。

触诊：触诊患者的骨性标记有助检查者能够"看穿"皮肤。触诊棘突可让检查者更清楚检查到轻微的脊柱侧弯。触诊髂骨有助于呈现出在视诊时未查见到的骨盆倾斜，同时有助于定位肌肉内剧痛点的位置，如疼痛激发点。

◉ 髋部和下背部的活动范围
（Range of Motion of Hip and Low Back）

活动范围的检查应包括主动活动范围检查和被动活动范围检查两种。

◉ 胸椎-腰椎-骶椎屈曲（T-L-S Spine Flexion）

患者：直立，双膝固定呈伸展姿势；在髋部和腰骶部将身体向前弯，做最大弯曲。

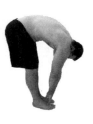

检查者：观察在弯曲过程中，胸椎-腰椎-骨盆的动作节奏，并观察恢复直立过程中的动作节奏。如果引起患者疼痛，注意疼痛性质、部位和程度。

正常范围：0°～110°，或患者可以触摸到足趾。

◉ 胸椎-腰椎-骶椎伸展和旋转
（T-L-S Spine Extension and Rotation）

患者：直立，在检查者的协助下将双膝挺直，接着将腰椎/骶椎伸展。

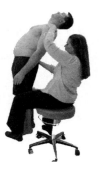

检查者：坐在椅子上，一侧膝部置于患者膝部前方，以免患者将膝部屈曲；一只手置于患者肩部前方，引导患者做伸展动作；另一只手对患者的骶椎施加向前的轻巧力量，以得到最大的活动范围。若将上方手部置于患者对侧肩部，并且向右和向左旋转，则可增大斜向旋转角度。如果引起患者疼痛，注意疼痛性质、部位和程度。

正常范围：腰椎伸展0°～30°，旋转0°～20°。

◉ 胸椎-腰椎-骶椎侧向弯曲
（T-L-S Spine Lateral Bending）

患者：坐姿，膝部向后顶到检查台缘，以减少骨盆移动；双臂交叉置于胸前。

检查者：站在患者后面，一只手置于患者肩上，另一只手置于其对侧髂嵴上予以固定，并协助患者做出躯干向右和向左的侧向弯曲动作。

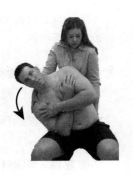

正常范围：两侧各约30°。

◉ 髋关节内旋（Hip Internal Rotation）

患者：仰卧在检查台上，臀部和髋部平放在检查台上。

检查者：维持患者髋关节屈曲90°，膝关节屈曲90°，将足部向外侧摆动，使髋关节内旋。

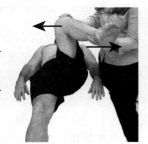

正常范围：0°～40°。

注意：① 髋部发生退行性疾病时，内旋范围受限通常比外旋范围受限早发生。

② 应限制对侧髋部/骨盆的任何动作。

◉ 髋关节外旋 (Hip External Rotation)

患者：仰卧在检查台上，臀部和髋部平放在检查台上。

检查者：维持患者髋关节屈曲90°，膝关节屈曲90°，将足部向内侧摆动，使髋关节外旋。

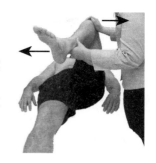

正常范围：0°～60°。

注意：应限制对侧髋部/骨盆的任何动作。

◉ 髋关节屈曲 (Hip Flexion)

患者：仰卧在检查台上。

检查者：将患者膝部屈曲并尽量压向其胸部，完成髋关节屈曲。

正常范围：0°～125°。

注意：① 如果膝关节伸展时髋关节屈曲受限，但膝关节弯曲时即改善，表示可能为大腿后群肌肉肌腱紧张。

② 应避免引起患者疼痛和（或）施加过度向后的力量，以免使现有的病情恶化。

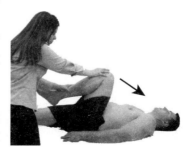

⦿ 髋关节伸展 (Hip Extension)

患者：侧卧在检查台上。

检查者：一只手置于患者的大腿/膝部前方，另一只手置于髂嵴上，固定住患者的躯干上方，使髋关节被动呈现出伸展动作。

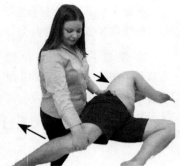

正常范围：0°～30°。

下背部和髋部触诊 (Palpation of the Low Back and Hip)

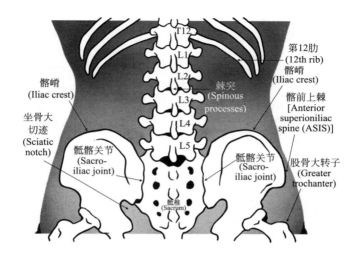

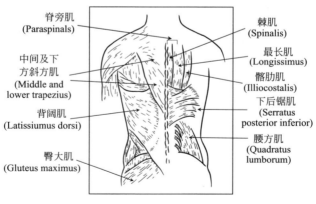

肌肉 (Musculature)

◉ 腰椎棘突检查（Lumbar Spinous Process Exam）

患者：直立。

检查者：观察腰椎，触诊两侧髂嵴的上方部分。

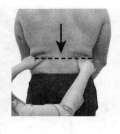

结果解释：触诊两侧髂嵴上方连线的中点，通常相当于第4腰椎（L4）-第5腰椎（L5）棘突间隙，或L4棘突。

注意：可向上或向下触诊棘突，鉴别其他腰椎节段。

◉ 腰椎小面关节碾磨检查（Lumbar Facet Gring Test）

患者：直立，双臂交叉置于胸前。

检查者：站在患者后面，双手置于患者肩上。对脊椎施加向下的轴向力量，将患者腰椎伸展30°，向左及向右朝外旋转。

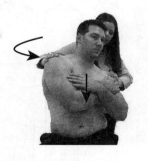

阳性结果：在最大伸展和旋转时，会引起腰椎的中轴部位疼痛。

结果解释：腰椎小面关节疾病，与旋转侧为同侧。

◉ Yeoman检查 (Yeoman's Test)

患者：俯卧于检查台上，检查侧膝关节略微弯曲。

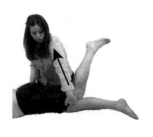

检查者：① 站在患者一侧，一只手握住患者同侧大腿远端前方，另一只手固定住对侧髂嵴。

② 用力将大腿向上拉，使髋关节伸展。

阳性结果：骶髂关节疼痛。

结果解释：骶髂关节功能障碍。

注意：检查者的手部也可不放在髂嵴上，而置于骶椎和腰椎上，使施加的力量分别传到骶髂关节和小面关节。

◉ Gaenslen检查 (Gaenslen's Test)

患者：俯卧于检查台边缘，对侧髋关节和膝关节屈曲（小腿抵住躯干）。同侧臀部一部分离开检查台台面，使骶髂关节位于检查台边缘。

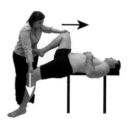

检查者：站在患者一侧，轻轻将患者膝部向下压，使其离开检查台边缘；可能需要同时更用力压迫患者对侧膝部，使其更为弯曲，并固定住骨盆。

阳性结果：骶髂关节疼痛。

结果解释：骶髂关节功能障碍或小面关节功能障碍。

◉ Ober 检查（Ober's Test）

患者：侧卧，下方的大腿呈最大屈曲姿势；上方的膝关节屈曲90°。

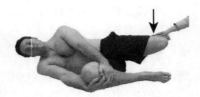

检查者：① 握住患者的踝部做被动外展，并伸展其髋关节，使大腿与躯干呈一直线。

② 维持患者稳定姿势，令其髋关节做被动内收，使其大腿沿着身体中线方向平行移动。

阳性结果：大腿在沿着身体中线方向平行移动时，并不会垂下（髋关节不能被动地内收到中线位置）。

结果解释：阔筋膜张肌或髂胫束紧张。

◉ Noble 压迫检查（Noble's Compression Test）

患者：侧卧，患侧朝下，受检侧膝部在上，屈曲90°。

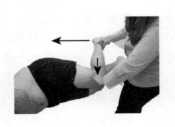

检查者：① 将拇指置于髂胫束位于胫骨外髁的部位，做膝关节被动屈曲和伸展动作。

② 指导患者做主动膝关节屈曲和伸展动作。

阳性结果：当膝关节屈曲达30°时，会出现疼痛。

结果解释：髂胫束综合征。

⊙ 直腿抬举检查（Straight Leg Raise Test）

患者：仰卧于检查台上，双腿和骨盆平放于检查台上。

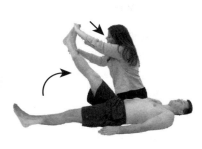

检查者：将患者的一条腿从0°缓慢举高到70°，另一条腿和骨盆与检查台面保持平行。

阳性结果：当腿部举到30°～60°时，会再度引起疼痛和麻木感，并传导到小腿。出现下背部/臀部/髋部疼痛，但不会向下传导时，则不列为阳性检查结果。

结果解释：疼痛侧的坐骨神经或[L5或第1骶神经(S1)]神经根受到刺激。

注意：① 当腿部举高角度小于30°时，神经牵张尚未达到足以刺激神经的程度（在30°以下时，髋部可以被抬起，而神经仍可维持松弛）。

② 在引发症状的角度下，检查者可以屈曲膝关节10°～20°以减轻症状。将足部背屈可能会加重症状。

③ 直腿抬举检查加上足部背屈的检查方法称为Braggard检查（Braggard's Test）。

④ 在反向（交叉）直腿抬举检查[Reverse(crossed) Straight Leg Raise Test]中，评估患者的受检侧症状向下传导到对侧腿部的情形。

⊙ Ely检查（Ely's Test）

患者：俯卧于检查台上。

检查者：将患者膝关节屈曲至小腿碰到臀部，并可将患者足跟推向其臀部，女性的角度为4°～6°，男性为6°～8°。

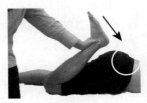

观察髋关节屈曲

阳性结果：检查中同侧髋部屈曲。

结果解释：股直肌紧张或挛缩。

⊙ 松垮检查（Slump Test）

患者：坐在检查台边缘，骨盆直立，躯干松垮屈曲，双腿下垂。

检查者：① 轻轻将手置于患者的颈部，引导其颈部和躯干呈完全屈曲，继续施加固定的轻巧力量，令患者保持该姿势。

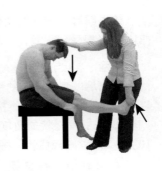

② 握住患者的踝部，使髋关节被动屈曲至90°，并使膝关节完全伸直。

③ 将患者的足部背屈。

阳性结果：引起下背部和（或）下肢疼痛。当颈椎和躯干不再屈曲时，疼痛应可解除。

结果解释：神经根炎或坐骨神经受刺激。

◉ 股神经牵张检查（Femoral Nerve Stretch Test）

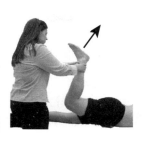

患者：俯卧在检查台上，膝关节屈曲。

检查者：伸展（举高）患者髋部，维持膝关节屈曲姿势。

阳性结果：大腿前方和（或）背部疼痛或麻木；髋部疼痛并非阳性检查结果。

结果解释：股神经受到刺激和（或）腰椎神经根病变。

注意：本检查原先的方式未包括髋部伸展部分，而是检查者用一只手掌置于患者的腘窝。目前则以本方式较广泛使用。

◉ 下肢不等长（Leg Length Discrepancy）

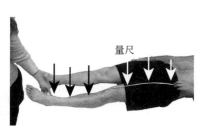

量尺

患者：仰卧在检查台上。

检查者：使用量尺测量髂前上棘至同侧内踝的距离。

阳性结果：与对侧下肢比较长度相差大于5mm。

结果解释：下肢不等长。

注意：测量下肢长度也可从股骨大转子测量到外踝或内踝。

◉ 股骨前倾 (Femoral Anteversion)

患者：俯卧，膝关节屈曲90°，腿部位于中立位内旋/外旋姿势。

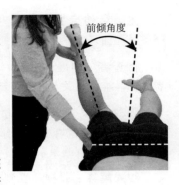

检查者：① 将手置于大腿外侧股骨大转子上。

② 旋转患者髋关节，使其股骨大转子与检查台面平行，然后测量此时该角度与90°的相差值；所得结果为股骨颈轴向与膝部轴向的相差角度。

正常范围：成年人的前倾角度差异大，男性的平均值为8°，女性为14°（会随着年龄增长而减小，直至骨骼成熟）。

◉ Hoover征 (Hoover's Sign)

患者：仰卧在检查台上。

检查者：① 双手呈杯状捧住双踝。

② 令患者抬起一条腿。

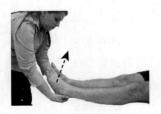

阳性结果：如果患者并未伸展对侧腿部，而是检查者的对侧手部施加压力，表示患者可能并未尽力抬腿。

结果解释：患者配合检查的依从性差。

Herbison背部3分钟检查法
(The Herbison 3-Minute Back Exam)

前面内容首先说明了评估患者下背痛的种种检查方法，这些都是原始检查步骤（如Thomas检查），随后依逻辑顺序说明进行这些检查的改良方式，如此不仅可减少在检查过程中重复更换患者的姿势，并可节省检查者的时间。在多加演练后，有经验的检查者对配合度良好的患者施行检查时，在数分钟内即可完成。本检查套组的顺序和稍做改良的检查由Gerald J. Herbison医师所拟定。

◉ 胸部旋转（Thoracic Rotation）

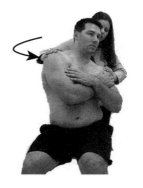

患者：端坐在检查台上或检查椅上，双臂交叉置于胸前，以保持稳定。

检查者：站在患者身后，双手置于患者双肩上，将患者躯干保持在骨盆上并向左右旋转。

阳性结果：骨盆和躯干旋转角度小于45°。

结果解释：胸椎和腰椎关节的肋骨、椎间盘和（或）小面关节活动受限。

注意：检查时不可让患者的骨盆举高离开检查台面，以免会假性增加活动范围。

◉ Thomas 检查（Thomas's Test）

患者：仰卧在检查台上，臀部置于检查台边缘，使骶髂关节正好位于边缘的上端；抱住膝部前方向上拉，使大腿贴近身体，让髋关节和膝关节做最大屈曲。

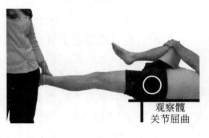

观察髋关节屈曲

检查者：观察髋部的移动，必要时固定住患者的腿部。

阳性结果：患者未能维持在中立位，而是维持在某种屈曲的角度下，或合并出现腰骶椎前屈的现象。

结果解释：髂腰肌紧张，髂股韧带紧张，或其他髋部屈曲挛缩的情况。

◉ 改良 Gaenslen 检查（Modified Gaenslen's Test）

患者：采取与 Thomas 检查相同的姿势。

检查者：站在患者一侧，轻轻将患者膝部向下压，使其离开检查台边缘并且伸展；可能需要同时压迫患者对侧膝部，使其更为弯曲。

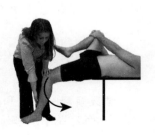

阳性结果：被检查侧骶髂关节疼痛。

结果解释：骶髂关节功能障碍。

◉ 改良Ely检查（Modified Ely's Test）

患者：采取与改良Gaenslen检查相同的姿势。

检查者：髋部置于中立位，膝关节屈曲至90°。

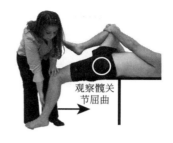

阳性结果：当患者膝关节屈曲时，同侧髋部也会屈曲。阴性结果时，患者应可使膝关节屈曲，但髋部不需屈曲。

结果解释：股直肌紧张或挛缩，以及髋关节挛缩。

◉ 改良股神经牵张检查
（Modified Femoral Nerve Stretch Test）

患者：采取与改良Ely检查相同的姿势。

检查者：在大腿前方施加压力，使髋关节伸展，同时膝关节屈曲至90°。

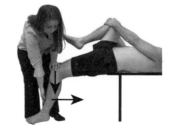

阳性结果：出现剧痛或电击般疼痛，向下传导至大腿前方和（或）腿部；髋部疼痛并非阳性检查结果。

结果解释：股神经受到刺激。

⦿ 改良 Ober 检查 (Modified Ober's Test)

患者：采取与 Thomas 检查相同的姿势。

检查者：将患者髋部置于中立位，并内收其髋关节，且与身体中线平行。

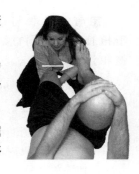

阳性结果：髋关节若未屈曲，大腿在沿着身体中线平行移动时，无法内收大腿。

结果解释：阔筋膜张肌或髂胫束紧张。

⦿ 髋部活动范围检查 (Hip Range of Motion Test)

患者：平躺在检查台上，臀部和髋部位于检查台上。

检查者：握住患者髋关节屈曲 90°，内旋和外旋其大腿，可利用摆动足部向外（内旋髋关节）和向内（外旋髋关节）来完成。

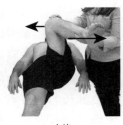

内旋

阳性结果：内旋小于 20°，外旋小于 45°，或与对侧比较，明显不对称。

结果解释：髋关节挛缩。

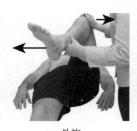

外旋

◉ 直腿抬举检查（Straight Leg Raise Test）

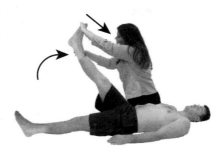

患者：仰卧于检查台上，双腿和骨盆平放于检查台上。

检查者：将患者的一条腿从0°缓慢举高到70°，另一条腿和骨盆与检查台面保持平行。

阳性结果：当腿部举到30°～60°时，会再度引起疼痛和麻木感，并传导到小腿。出现下背部/臀部/髋部疼痛，但不会向下传导时，则不列为阳性检查结果。

结果解释：疼痛侧的坐骨神经或[L5或第1骶神经(S1)]神经根受到刺激。

注意：① 当腿部举高角度小于30°时，神经牵张尚未达到足以刺激神经的程度（在30°以下时，髋部可以被抬起，而神经仍可维持松弛）。

② 在引发症状的角度下，检查者可以屈曲膝关节10°～20°以减轻症状。将足部背屈可能会加重症状。

③ 直腿抬举检查加上足部背屈的检查方法称为Braggard检查（Braggard's Test）。

④ 在反向（交叉）直腿抬举检查[Reverse(crossed) Straight Leg Raise Test]中，评估患者的受检侧症状向下传导到对侧腿部的情形。

◉ FABERE/Patrick检查 (FABERE/Patrick's Test)

患者：仰卧在检查台上，一侧足跟置于对侧膝部上方（患者将腿部做4字形）。在最初检查姿势下，接受检查的髋关节屈曲、外展和外旋。

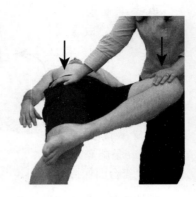

检查者：固定住患者骨盆，然后施加向下的力量到膝部内侧，以伸展其髋关节。

阳性结果：引起对侧骶髂关节或同侧腹股沟/髋部疼痛。

结果解释：当疼痛位于骶髂关节附近时，表示骶髂关节功能障碍；当疼痛出现在腹股沟时，表示髋部病变。

注意：FABERE是一个首字母缩写词，表示**F**lexion（屈曲）、**Ab**duction（外展）、**E**xternal **R**otation（外旋）和**E**xtension（伸展）。

■■■ 膝部检查 (Knee Exam)

◉ 简介（Introduction）

膝部检查包括视诊、触诊、活动范围检查、膝部肌肉群的肌力评估，以及引发疼痛症状、评估韧带及其他支撑结构完整性的检查手法，在下文中会叙述活动范围检查和引发疼痛症状的检查操作手法。评估膝部肌肉群肌力的方法则请参阅肌力测试手法章节。

视诊：检查膝部的对称性和红斑，应在负重及无负重情况下分别进行视诊，并观察行走时的情况。

触诊：应触诊膝部下列部位的温度、肿胀（可能有积液）和疼痛，如髌上囊、髌下深囊、鹅足滑囊、股四头肌肌腱止端、全部后部区域、髌骨-股骨关节和胫骨-股骨关节线，以及髌腱。在膝部做被动及主动活动时，施行髌骨触诊。

⦿ 膝部的活动范围 (Range of motion of the Knee)

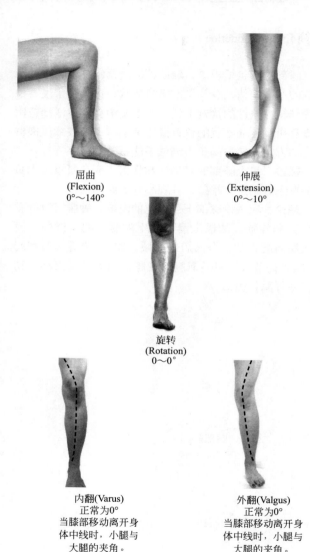

屈曲
(Flexion)
0°～140°

伸展
(Extension)
0°～10°

旋转
(Rotation)
0～0°

内翻(Varus)
正常为0°
当膝部移动离开身
体中线时，小腿与
大腿的夹角。

外翻(Valgus)
正常为0°
当膝部移动离开身
体中线时，小腿与
大腿的夹角。

◉ 膝部触诊（Palpation of the Knee）

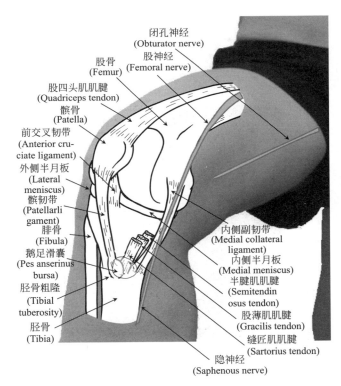

膝部前内侧面观（右腿）
[Knee Anteromedial View (Right Limb)]

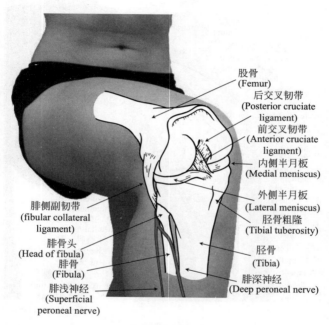

膝部前外侧面观（右腿）
[Knee Anterolateral View (Right Limb)]

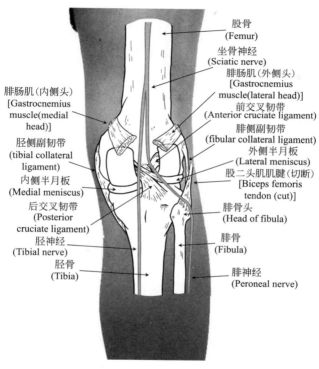

膝部后面观（右腿）
[Knee Posterior View (Right Limb)]

◉ 髌骨上方压迫检查 (Suprapatellar Compression Test)

患者: 仰卧在检查台上,膝关节被动伸展。

检查者: ①将一只手的手指置于患者髌骨下端。

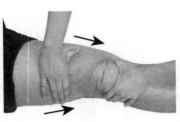

② 另一只手在患者大腿前方的膝部上方的髌骨周围施加压力。

③ 从近心端至远心端移动,将液体推向位于髌骨下方的另一只手部。

分	级
第1级	微量
第2级	只有在触诊时能感觉到
第3极	看得到

阳性结果: 压迫膝部近心端,会使髌骨下方的手指向上升高,表示膝部内含有积液。

结果解释: 膝部积液。

◉ 髌骨轻推滑动检查 (Patellar Ballotment)

患者: 仰卧在检查台上,膝关节被动伸展。

检查者: 将患者的髌骨向下方胫骨轻推。

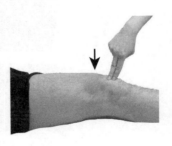

阳性结果: 与对侧相比,髌骨会在股骨上弹起。

结果解释: 膝部积液。

◉ 向前拖曳检查（Anterior Drawer Test）

患者：仰卧在检查台上，受检侧膝关节屈曲。

检查者：① 坐在检查台边缘，斜靠在患者足部上以固定。

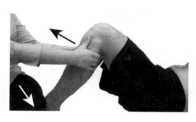

② 双手握住患者的小腿近端，两手拇指各位于近端胫骨前方的两侧，并用手指环绕住小腿后方。

③ 试着用力将胫骨相对于股骨向前移动。

阳性结果：与健侧相比较，胫骨从股骨端向前移动大于5mm；比较两侧的对称情况。

结果解释：前交叉韧带不稳定或撕裂。

注意：① 向前移动量小于1cm时，结果可能正常。

② 如果患者未完全放松，或出现任何阻碍，如半月板撕裂，则可能出现假阴性结果。

	分　　级
第0级	位移≤5mm
第1级	位移5～10mm
第2级	位移≥10mm

◉ 轴向移动检查（Pivot Shift Test）

患者： 仰卧在检查台上。

检查者： ① 坐在检查台边缘，斜靠在患者足部以固定。

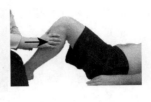

② 双手握住患者的小腿近端，两手拇指各位于近端胫骨前方的两侧，并用手指环绕住小腿后方。

③ 试着用力将胫骨相对于股骨向后移动。

阳性结果： 膝关节屈曲时，胫骨相对于股骨向前移动，膝关节伸展时则回到原位。

结果解释： 前交叉韧带不稳定。

◉ 向后拖曳检查（Posterior Drawer Test）

患者： 仰卧在检查台上，受检侧膝关节屈曲，足部平放在检查台上。

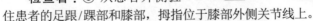

检查者： ① 从患者外侧握住患者的足跟/踝部和膝部，拇指位于膝部外侧关节线上。

② 用位于患者近心端的手对其膝关节施加外翻的力量，从其膝关节完全伸展的起始位置开始用位于患者远心端的手对胫骨相对于股骨做内旋动作。

③ 然后持续在施加外翻的力量和内旋的情况下，将膝关节屈曲。

阳性结果： 与健侧相比较，胫骨从股骨端向后移动量增大。

结果解释： 后交叉韧带不稳定或撕裂。

◉ Lachman检查 (Lachman's Test)

患者：仰卧在检查台上,膝关节屈曲10°～20°,略微外旋。

检查者：① 站在检查台边缘,一只手绕着患者小腿近端,拇指位于胫骨粗隆上。

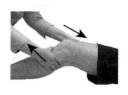

② 另一只手置于胫骨远端,以提供最大固定效果。
③ 试着用力将胫骨向前移动,同时将股骨向后移动。

阳性结果：向前移动时,感觉不到实质的端点。

结果解释：前交叉韧带不稳定或断裂。

注意：增加内旋或外旋动作,可有助于单独检查前交叉韧带。

分	级
第0级	无松弛,有实质的端点(＜3mm)
第1级	有实质的端点,但松弛(3～5mm)
第2级	无实质的端点(＞5mm)

◉ McMurray检查 (McMurray's Test)

患者：仰卧在检查台上。

检查者：① 一只手呈杯状,捧住患者足跟。

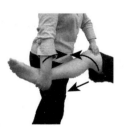

② 将患者膝关节完全屈曲,足部外旋,再将膝关节完全伸展。
③ 在足部内旋下,重复上述检查。

阳性结果：膝关节伸展时,在膝部内侧或外侧关节线上出现咔哒声、疼痛和(或)不连续声音。

结果解释：内侧或外侧半月板病变。

◉ 外侧稳定度检查 (Test for Lateral Stability)

患者：仰卧在检查台上,膝关节完全伸展。

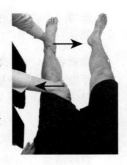

检查者：一只手置于患者膝部后内侧,同时在小腿远端施加向内的力量,对膝关节形成内翻的力量,使腓侧副韧带受到张力以支撑下肢。在膝关节屈曲0°～30°时,分别做此项操作。

阳性结果：在外侧关节线上出现疼痛和(或)关节腔隙增大。

结果解释：腓侧副韧带不稳定,后外侧关节囊、前交叉韧带或后交叉韧带损伤。如果在膝关节屈曲30°时出现阳性检查结果,则为腓侧副韧带、后外侧关节囊或腘肌损伤。

分	级
第0级	位移≤5mm
第1级	位移5～8mm
第2级	位移≥8mm

◉ 关节线压痛检查 (Joint Line Tenderness Test)

患者：膝关节屈曲约90°。

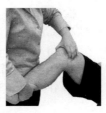

检查者：① 固定住足部/小腿。
② 施加稳定压力,从前方朝向外侧关节线依序触诊。

阳性结果：沿着关节线出现压痛点。

结果解释：半月板撕裂,骨挫伤和(或)关节病变。

注意：随时与对侧比较。

◉ 内侧稳定度检查（Test for Medial Stability）

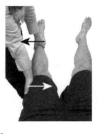

患者：仰卧在检查台上，膝关节完全伸展。

检查者：一只手置于患者膝部后外侧，同时在小腿远端施加向外的力量，对膝关节形成外翻的力量，使胫侧副韧带受到张力以支撑下肢。在膝关节屈曲0°～30°时，分别做此项操作。

阳性结果：在内侧关节线上出现疼痛和（或）关节腔隙增大。

结果解释：胫侧副韧带不稳定和（或）前交叉韧带或后交叉韧带撕裂。如果在膝关节屈曲0°时出现阳性检查结果，很可能为胫侧副韧带撕裂，也有可能为前交叉韧带或后交叉韧带或后面关节囊损伤。如果在膝关节屈曲30°时出现阳性检查结果，但在膝关节屈曲0°时为阴性检查结果，则受伤部位可能局限于胫侧副韧带。

分	级
第0级	位移≤5mm
第1级	位移5～8mm
第2级	位移≥8mm

◉ Apley碾磨检查（Apley's Grinding Test）

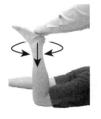

患者：俯卧在检查台上，膝关节屈曲90°。

检查者：在患者足跟施加向下的力量，同时摆动患者的前足部以内旋和外旋胫骨。

阳性结果：沿着胫骨-股骨关节线出现疼痛。

结果解释：半月板病变。

◉ Apley牵引检查 (Apley's Distraction Test)

患者：俯卧在检查台上，膝关节屈曲90°。

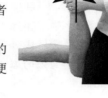

检查者：① 用大腿将患者大腿顶向检查台，予以固定。
② 在患者踝部施加向上的拉力，反复摆动其前足部，以便内旋和外旋其胫骨。

阳性结果：膝部疼痛。

结果解释：韧带或半月板损伤。

注意：本检测解除了对半月板的压迫，但对胫侧和腓侧的韧带施加拉力，因此用于区别半月板和韧带或肌肉损伤。

◉ 腓骨头处腓神经的Tinel征
(Tinel's Sign of Peroneal Nerve at Fibular Head)

患者：坐姿或直立。

检查者：用手或检查锤在患者腓骨头上方触诊或轻敲，约在髌骨下方1cm和外侧2～3cm的部位。

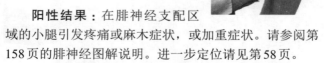

阳性结果：在腓神经支配区域的小腿引发疼痛或麻木症状，或加重症状。请参阅第158页的腓神经图解说明。进一步定位请见第58页。

结果解释：腓骨头附近的腓神经受到刺激。

◼◼◼ 踝部检查 (Foot and Ankle Exam)

◉ 简介（Introduction）

基本踝部检查包括视诊、触诊、评估活动范围、支撑结构稳定度、踝部肌肉的肌力检查和感觉检查。下文将说明活动范围和踝部的稳定度；有关肌力和感觉的评估，请见徒手操作肌力检查和外周神经章节。

视诊和活动范围：若在诊室评估患者时，必须谨记的第一件事即是在患者走进诊室时，就观察其步行情形。当患者脱下鞋子时，观察鞋子是否有任何异样；视诊踝部的肤色苍白、红斑、肿胀、胼胝和变形；观察在未负重姿势和站立时的情况，可能的话也观察步行时的情况，注意在这些姿势下的足弓外观。同时也应注意膝关节屈曲和伸展时的踝部活动范围，因为有些肌肉如腓肠肌越过膝部和踝部，可能会影响踝部活动时的范围。

触诊：触诊患者踝部的骨骼结构，包括内踝和外踝、足舟骨隆突、距骨头部、籽骨、第5跖骨茎突、距骨前侧圆顶部、跟骨的内侧结节和后侧部分。触诊足弓和跖骨骨膜的压痛情况。

⦿ 踝部的活动范围 (Range of Motion of the Ankle)

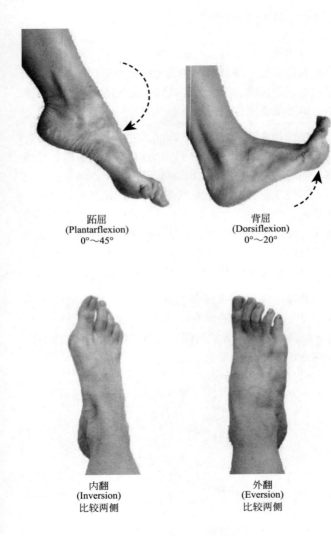

跖屈
(Plantarflexion)
0°～45°

背屈
(Dorsiflexion)
0°～20°

内翻
(Inversion)
比较两侧

外翻
(Eversion)
比较两侧

⦿ 踝部触诊 (Palpation of the Ankle)

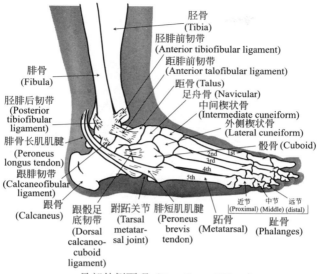

足部外侧面观 (Foot Lateral View)

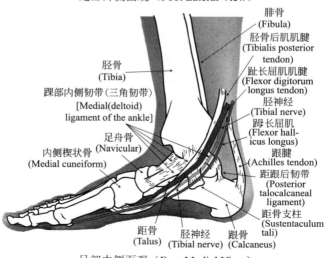

足部内侧面观 (Foot Medial View)

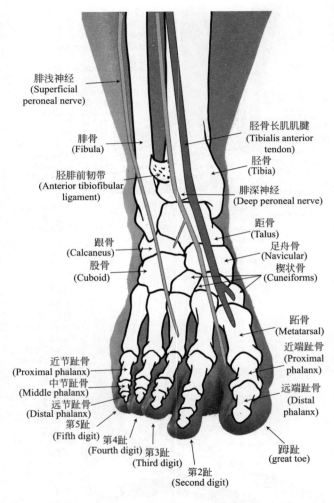

足部背面观（Foot Dorsal View）

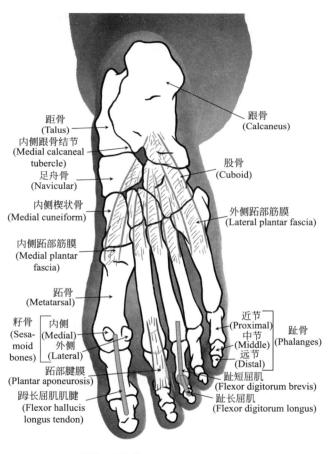

足部跖面观 (Foot Plantar View)

◉ 跟腱触诊 (Achilles Tendon Palpation)

患者：坐姿，腿部垂放在检查台边缘，膝关节被动屈曲90°，踝关节屈曲90°。

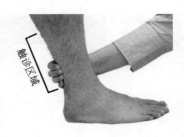

触诊区域

检查者：触诊患者跟腱的全部长度，从小腿远端1/3至跟骨。

阳性检查：沿着肌腱出现轻度至中度压痛和（或）远端肿胀。

结果解释：跟腱炎/肌腱病变，或肌腱部分断裂。

◉ 紧握挤压检查 (Thompson 检查)
[Squeeze Test（Thompson's Test）]

患者：俯卧在检查台上，踝部置于检查台边缘。

检查者：握住患者中段腓肠肌/比目鱼肌，予以挤压。

阳性检查：踝部的跖屈动作消失。

结果解释：跟腱断裂；发生部分断裂时，可能会出现踝关节跖屈程度比对侧减小的情况。

踝部向前拖曳检查（Ankle Anterior Drawer）

患者：坐姿，腿部在检查台边缘垂下，膝关节屈曲90°，踝关节屈曲90°。

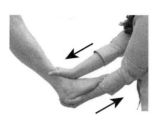

检查者：① 一只手的手指放在患者距骨和内踝上方，握住其小腿远端，用大鱼际肌固定住其小腿远端前侧；另一只手握住患者足跟后方。

② 一只手缓慢将患者的足跟向前拉动，呈略微跖屈，另一只手在患者小腿远端前方向后推。

阳性结果：与对侧相比，触诊到距骨和胫骨的相对移动大于5mm，或在拉动足跟时觉察到"弹响声"。

结果解释：距腓前韧带松弛或不稳定。当移动量增大时，跟腓韧带和距腓后韧带损伤的可能性增大。

⦿ 外旋检查（External Rotation Test）

患者：坐姿，腿部在检查台边缘垂下，膝关节被动屈曲90°，踝关节屈曲90°。

检查者：一只手握住患者足部外侧，另一只手握住患者小腿远端，手指置于内踝上，拇指置于距骨上。

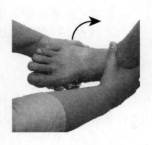

相对于胫骨/腓骨的位置，使患者足部做主动外旋动作。

阳性结果：距骨从内踝移开，或出现踝部疼痛。

结果解释：韧带联合（距腓韧带）损伤。

注意：检查者在检查中可增加踝关节背屈，以评估距腓关节疼痛的情况。

⦿ 距骨倾斜检查（Talar Tilt Test）

患者：坐姿，双腿放在检查台边缘自然垂下。

检查者：① 一只手握住患者内踝近端，另一只手呈杯状捧住患者后足部，以固定住腿部内侧，如此可用拇指触诊到距骨外侧。

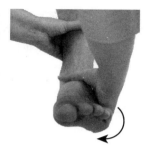

② 缓慢对后足部施加内翻的力量。

阳性检查：距胫关节发生倾斜移动。

结果解释：距腓前韧带或跟腓韧带扭伤或撕裂。

注意：① 也可施加外翻的力量，检查内踝距小腿内侧韧带（三角韧带）的完整性。

② 未受伤的踝部也可倾斜达25°，建议应与对侧比较。

◉ 足底筋膜炎检查（Plantar Fasciitis Test）

患者：仰卧在检查台上。

检查者：一只手对患者踇指施加背屈的力量，触诊足部跖侧的内侧跟骨粗隆部分，并沿着筋膜走向触诊。

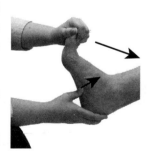

阳性结果：触诊时引起疼痛。

结果解释：足底筋膜炎或腱膜功能障碍。

◉ 跗管检查（踝部胫神经的Tinel征）
[Tarsal Tunnel Test (Tinel's Sign of nerve at Ankle)]

患者：坐姿或仰卧于检查台上。

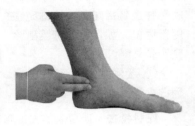

检查者：用手指或反射锤轻轻敲击患者踝部内侧内踝后下方部位。请参阅第79页的解剖定位说明。

阳性结果：疼痛或麻木感和刺痛放射至足部和脚趾的跖面。请参阅第148页有关足部胫神经分布的说明。

结果解释：跗管综合征（表示胫神经受到刺激）。

第2章

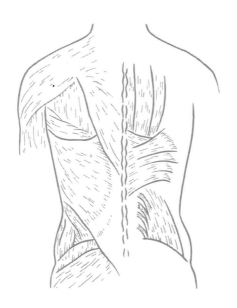

肌肉检查

检查个别肌肉是评估常见骨骼肌肉症状的要素之一；对每一位患者都要准确且一致地检查个别肌肉。检查者可能发展出个人的检查风格或常规，以便进行各部位肌肉的检查；只要能够一致地完成，都值得鼓励发展个人检查风格。应——列出每条肌肉的起端和止端，以便协助检查者在检查中分辨肌肉。第8章的肌肉图谱提供了常用于检查的肌肉参考图示。

本书的设计为提供一个准确可靠的检查方法，以期分辨人体中重要的肌肉。正确评定肌力等级的重要性不在话下，当发生神经根病变时，第5级肌力代表神经纤维正常，而第4级肌力可能代表50%的神经纤维损坏，两者之间差异很大。*

---

*Beasley WC. Quantitative muscle testing: principles and applications to research and clinical services. *Arch Phys Med Rehabil*, 1961;42:398-425.

◉ 肌力分级（Grading Muscle Strength）

分 级	肌肉收缩情况
0/5	完全麻痹，未能触诊到或看见收缩。
1/5	可看见或触诊到肌肉收缩，但是肌力不足以移动关节，即使去除重力亦然。
2/5	只能在除去重力时，肌肉才可以移动关节，完成全程活动范围。
3/5	肌肉可以对抗重力去移动关节，完成全程活动范围，但不能够对抗任何外力。
4/5	肌肉可以对抗重力去移动关节，完成全程活动范围，且可以对抗检查者施加的中度阻力。
5/5	肌肉可以对抗重力去移动关节，完成全程活动范围，且可以对抗检查者施加的全部阻力。

注意：
1. 应根据可能完成的活动范围来评定挛缩造成的活动范围限制等级，并记录之。
2. 应注明疼痛对肌力的限制。
3. 下列方法常用于判定肌力的细微差异：
   4+/5肌力可以对抗阻力，但有明显无力现象。
   5-/5肌力几乎完全正常，但有些微无力现象。

■■■ 上肢（Upper Extremities）

⊙ 上斜方肌（Upper Trapezius）

肌肉检查：① 令患者端坐，双肩向后上方耸起。
② 检查者用力压下其肩部。

动作：肩胛骨向后上缩起，关节盂在冠状面上旋转朝上。

神经支配：副神经。

起端：枕外隆凸和项韧带。

止端：肩峰，锁骨外侧1/3和肩胛冈。

注意：同时检查两侧作比较。

⊙ 中斜方肌（Middle Trapezius）

肌肉检查：① 令患者仰卧，或端坐且躯干向前弯曲，然后双臂外展约120°。

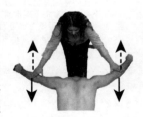

② 检查者观察其上肢和肩胛骨的位置；若肌肉无力，会使肩胛骨向外侧滑动，且肢体下垂，即使患者用尽全力也是如此。检查者可以对其双臂施加中等下压力量，使轻微肌肉无力现象得以展现。

动作：肩胛骨后缩，关节盂在冠状面上旋转朝上。

神经支配：副神经。

起端：C7，T1-T5棘突。

止端：肩峰和肩胛冈外侧。

⦿ 下斜方肌（Lower Trapezius）

肌肉检查：① 令患者仰卧，或端坐且躯干向前弯曲，然后屈曲双肩至170°，如潜水姿势。

② 检查者观察其肩部屈曲的减少状况和（或）肩胛骨在上方肋骨上面朝上滑动。检查者可以对其双臂施加中等下压力量，使轻微肌肉无力现象得以展现。

动作：肩胛骨下压且后缩。

神经支配：副神经。

起端：T6～T12棘突。

止端：肩峰和肩胛冈内侧。

注意：肌肉无力可能会妨碍患者做出受检姿势。

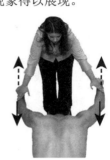

⦿ 中三角肌（Middle Deltoid）

肌肉检查：① 令患者端坐，双肩外展至90°，双肘完全屈曲。

② 检查者对其双臂远端（肘部近端）施加下压力量。

动作：肩关节外展。

神经支配：腋神经（C5, C6）。

起端：肩峰。

止端：三角肌粗隆。

注意：令患者肘关节完全屈曲，可避免使用肱二头肌来代替无力的三角肌。

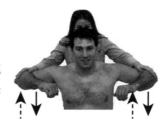

⦿ 胸大肌 (Pectoralis Major)

肌肉检查： ① 令患者肘关节和肩关节屈曲至90°，将上肢移向身体中线。

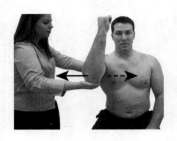

② 检查者一只手固定住其肩部，另一只手握住其上臂远端，然后施加向外的力量，使其上肢远离中线。

动作： 肩关节在水平面上内收和内旋。

神经支配： 锁骨端：胸外侧神经（C5～C7）。
　　　　　　胸骨端：胸内侧神经（C8，T1）。

起端： 锁骨端：锁骨内侧半。
　　　　胸骨端：胸骨和第1～6肋的肋软骨。

止端： 胸骨端：肱骨大结节嵴。

注意： 本检测不能用来根据肌肉定位神经根病变，因为该肌肉受臂丛所有神经根的支配（C5～T1）。

◉ 菱形肌 (Rhomboids)

肌肉检查：① 令患者俯卧，手背置于背部，将手臂朝后上方离开身体。

② 检查者一只手置于其肩胛骨外侧，施加超前（朝下）且朝外的力量。

动作：肩胛骨向后上缩起，关节盂在冠状面上旋转朝下。

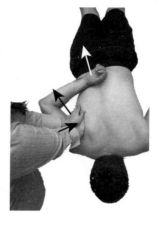

神经支配：肩胛背神经（C5）。

起端：C7 ～ T5 棘突。

止端：肩胛骨内侧缘。

注意：菱形肌的操作检查并不可靠，因为很难对菱形肌做个别检查。

⊙ 前锯肌 (Serratus Anterior)

肌肉检查： ① 令患者肘关节完全屈曲，屈曲肩部至 90°，并用力将肘部超前方和中线移动。

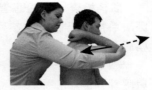

② 检查者一只手呈杯状扣住其肘部，另一只手固定住其对侧肩部，然后对肘部施加向后下方的力量。

动作： 肩胛骨向前移动，关节盂在矢状面上旋转朝上。

神经支配： 胸长神经（C5 ~ C7）。

起端： 第 1 ~ 8 肋。

止端： 肩胛骨内侧缘。

注意： ① 本检查是一项很好的肌肉检查，可用于定位上肢病变。前锯肌无力表示患处非常接近近心端（接近颈神经根）。

② 当肩部旋转的肌肉和三角肌功能完整时，此检查才可靠。

⦿ 肩胛下肌（Subscapularis）

肌肉检查： ① 令患者端坐，手臂位于身体两侧，肘关节屈曲至90°，前臂保持中立位，保持肘部贴住体侧，并将前臂摆向身体中线，肩关节内旋。

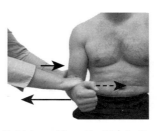

② 检查者一只手支撑住其肘部，另一只手固定住其前臂远端（腕部近端），然后用力摆动其前臂，使其离开患者身体中线，施加使其肩关节外旋的力量。

动作： 肩关节内旋内收，固定住肱骨头使其位于肩关节盂内。

神经支配： 肩胛下神经（C5 ～ C7）。

起端： 肩胛下窝。

止端： 肱骨小结节。

注意： ① 很难单独检查肩胛下肌，检查结果呈现肌肉无力时，也可能表示其他肩部内旋肌肉（胸大肌、背阔肌、大圆肌）无力。

② 请参阅第10页背后举起检查，这是评估肩胛下肌的另一项检查。

◉ 肩部外旋肌（Shoulder External Rotators）

"SIT" 肌：冈上肌、冈下肌、小圆肌（"SIT" Muscles：Supraspinatus，Infraspinatus，Teres Minor）

肌肉检查1

① 令患者端坐，手臂位于身体两侧，肘关节屈曲至90°，前臂保持中立位，保持肘部贴住体侧，并摆动手部离开身体中线，做肩关节外旋动作。

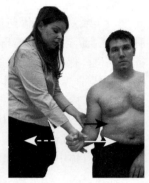

检查1

② 检查者一只手支撑住其肘部，另一只手对其前臂远端施加反向的力量（朝向身体患者中线），使其肩关节内旋。

动作：肩关节内旋内收，固定住肱骨头使其位于肩关节盂内。

肌肉检查2

① 令患者端坐,肩关节外展90°,肘关节屈曲90°,固定肘部做支点,摆动手部朝向天花板,做肩关节外旋动作。

② 检查者一只手支撑住其肘部,另一只手对其前臂远端施加向下的力量,使其肩关节内旋。

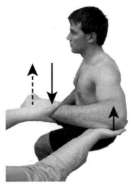

检查2

动作:肩关节外旋(肱骨头在肩关节盂内做外旋动作);在外展时保持肱骨头在肩关节盂内。

  神经支配:冈上肌和冈下肌:肩胛上神经(C5, C6)。

      小圆肌:腋神经(C5, C6)。

 起端:冈上肌:冈上窝。

    冈下肌:冈下窝。

    小圆肌:肩胛骨外侧缘。

止端:肱骨大结节。

注意:如果肩部旋转的肌肉无力,可能会出现肩部外旋肌无力的假阳性结果。例如,如果前锯肌无力,检查肩部外旋肌时应站在患者体侧,如上述检查方式1;如果上斜方肌无力,则应在外展姿势检查肩部外旋肌,如上述检查方式2。

⦿ 肱二头肌 (Biceps Brachii)

肌肉检查：① 令患者端坐，肘关节屈曲90°，前臂后旋。

② 检查者一只手固定住其同侧肩部前方，另一只手握住其腕部近端，然后用力伸展其肘关节。

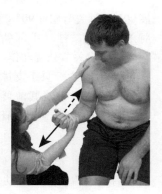

动作： 肘关节屈曲，前臂后旋。

神经支配： 肌皮神经（C5，C6）。

起端： 短头：喙突。
　　　　长头：肩胛骨盂上结节。

止端： 桡骨粗隆。

注意： 为了省力，检查者可以站在端坐的患者身旁，将自己的肘关节固定在完全伸展姿势，并用自身的体重施加向下的力量，是患者的肘关节伸展。

◉ 肱三头肌（Triceps）

肌肉检查：① 令患者端坐，上臂位于身体两侧，肘关节屈曲90°，前臂后旋，试着伸展肘关节。

② 检查者一只手固定住其同侧肩部，另一只手握住其前臂远端，然后施加向上的力量，屈曲其肘关节。

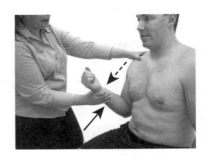

动作：肘关节伸展。

神经支配：桡神经（C6～C8）。

起端：长头：肩胛骨盂下结节。
　　　　内侧头：桡神经沟内下方。
　　　　外侧头：桡神经沟外上方。

止端：鹰嘴。

◉ 旋前圆肌（Pronator Teres）

肌肉检查：① 令患者肘关节屈曲90°，前臂保持中立位，对抗阻力做前臂旋前动作。

② 检查者握住其腕部近端上方，用力将其前臂旋后。

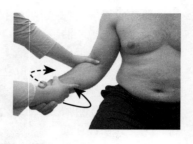

动作： 前臂旋前。

神经支配： 正中神经（C6，C7）

起端： 肱骨内上髁。

止端： 桡骨中段外侧面。

◉ 桡侧腕屈肌（Flexor Carpi Radialis）

肌肉检查：① 令患者腕关节屈曲，并偏向桡侧（外展）。

② 检查者一只手支撑住其腕部近端上方，另一只手施加力量使其腕关节伸展并偏向尺侧，同时用示指触诊桡侧腕屈肌肌腱。

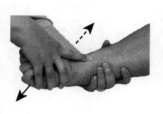

动作： 腕关节屈曲，并偏向桡侧。

神经支配： 正中神经（C6，C7）

起端： 肱骨内上髁。

止端： 第2掌骨底。

尺侧腕屈肌 (Flexor Carpi Ulnaris)

肌肉检查：① 令患者腕关节屈曲，并偏向尺侧（内收）。

② 检查者一只手支撑住其腕部近端上方，另一只手施加力量使其腕关节伸展并偏向桡侧，同时触诊尺侧腕屈肌肌腱。

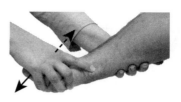

动作：腕关节屈曲，并偏向尺侧。

神经支配：尺神经（C7，C8）。

起端：肱骨内上髁。

止端：豌豆骨。

⦿ 桡侧腕长伸肌和桡侧腕短伸肌
(Extensor Carpi Radialis Longus and Brevis)

肌肉检查：① 将患者的腕部靠在检查者的腕部上。

② 令患者轻轻握拳，伸展腕关节，并偏向桡侧。

③ 检查者握住其拳头，用力将腕关节屈曲，并偏向尺侧。

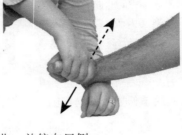

动作： 伸展腕关节，并偏向桡侧。

神经支配： 桡神经（C6，C7）。

起端： 肱骨外上髁。

止端： 桡侧腕长伸肌：第2掌骨底。
　　　　桡侧腕短伸肌：第3掌骨底。

注意： 检查者应取下手表，以免在此姿势下造成患者不适。

指浅屈肌 (Flexor Digitorum Superficialis)

肌肉检查：① 将患者的示指、环指和小指固定在中指后面，令其掌指关节（MCP）、近侧指骨间关节（PIP）皆伸展，尤其是远侧指骨间关节（DIP）也伸展，如此即可予以固定。

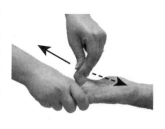

② 令患者屈曲中指，但仍维持其他手指伸展姿势；此姿势可以阻止DIP屈曲，且阻止任何指深屈肌的动作。

③ 检查者阻抗其中指PIP的屈曲动作，用力将其伸展。

动作：屈曲MCP和PIP，并协助腕关节和肘关节屈曲。

神经支配：正中神经（C7～T1）。

起端：肱骨内上髁、尺骨鹰嘴和桡骨上半段。

止端：第2～5指中段指骨两侧。

注意：桡神经支配的腕部伸肌无力时，可能会造成手指屈肌的假性无力，必须固定患者腕部于中立位才可进行检查。

⦿ 指深屈肌 (Flexor Digitorum Profundus)

肌肉检查：① 检查者握住患者受检手指的PIP，将拇指置于其PIP背面，示指和中指置于其近端指骨和中段指骨掌侧。

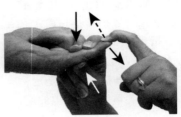

② 令患者弯曲手指，此时患者的DIP会屈曲，但检查者仍用拇指和示指固定住其PIP，使其伸展。

③ 检查者施加力量使DIP伸展。

动作：屈曲MCP、PIP和DIP，并协助腕关节屈曲。

神经支配：示指和中指：正中神经的前骨间支；
环指和小指：尺神经（C7～T1）。

起端：尺骨前内侧面近端2/3和骨间膜。

止端：第2～5指远端指骨底。

注意：① 指深屈肌是屈曲DIP的唯一肌肉。

② 桡神经支配的腕部伸肌无力时，可能会造成手指屈肌的假性无力，必须固定住腕部才可避免。在此种情况下，检查者必须固定患者腕部于中立位才可进行检查。

◉ 示指伸肌（Extensor Indicis）

肌肉检查：① 令患者伸展示指。

② 检查者对其示指近端指骨施加力量，使其 MCP 弯曲。

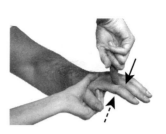

动作：伸展示指 MCP、PIP 和 DIP，并协助腕关节伸展。

神经支配：桡神经的后骨间支（C7，C8）。

起端：尺骨背面骨间膜背面。

止端：示指伸肌的延伸结构经伸肌被膜连接到近端指骨。经中央细带连接到中段指骨。经侧束带连接到远端指骨。

注意：力量需施加在近端指骨上，因为其他肌肉（手部的内在肌肉）会伸展 PIP 和 DIP。很难区分示指伸肌和示指指伸肌的动作。

◉ 拇长屈肌（Flexor Pollicis Longus）

肌肉检查：① 检查者用拇指和示指稳固地固定住患者拇指的MCP。

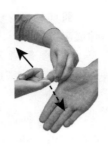

② 令患者屈曲拇指，此时拇指的指骨间关节（IP）会屈曲，但检查者仍使MCP保持伸展。

③ 检查者握住其拇指的远端指骨，施加力量使IP伸展。

动作：屈曲拇指的IP和MCP。

神经支配：正中神经的前骨间支（C8，T1）。

起端：桡骨前面和骨间膜。

止端：拇指远端指骨底。

◉ 拇长伸肌和拇短伸肌
（Extensor Pollicis Longus and Brevis）

肌肉检查：① 令患者伸展拇指，手掌平放于桌面上。

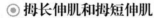

② 检查者对近端指骨施加力量，使拇指靠向手掌。

动作：伸展拇指的MCP（拇长伸肌和拇短伸肌）及IP（只有拇长伸肌）。

神经支配：正中神经的后骨间支（C7，C8）。

起端：拇长伸肌：尺骨后面中段和骨间膜。
拇短伸肌：桡骨远端和骨间膜。

止端：拇长伸肌：拇指远端指骨底。
拇短伸肌：拇指近端指骨底。

⦿ 拇短展肌 (Abductor Pollicis Brevis)

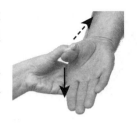

肌肉检查： ① 令患者将手部置于其大腿上，掌面朝上，外展拇指。

② 检查者对其拇指近端指骨施加力量，使其拇指内收朝向示指的桡侧。

动作： 外展拇指，从掌面外展80°～90°。

神经支配： 正中神经（C8，T1）。

起端： 屈肌支持带、手舟骨。

止端： 拇指近端指骨底。

注意： 支配神经位于腕管的远端，发生腕管综合征时被侵犯。

检查者可能需要协助患者对拇指的摆位，或用言语指示，例如"拇指朝上，朝向对侧肩部"。

◉ 拇收肌 (Adductor Pollicis)

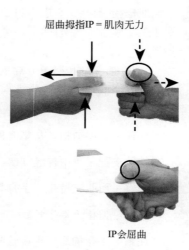

屈曲拇指IP = 肌肉无力

IP会屈曲

肌肉检查：① 令患者握拳，将纸片或名片放在示指桡侧面和拇指掌面指垫之间，拇指的IP保持伸展，用手指捏住纸片，并在检查者从另一端抽出纸片时紧紧捏住。

② 检查者和患者都拉着纸片，检查者观察患者拇指的IP屈曲情况，如果拇收肌无力，纸片会从患者侧滑脱，或患者的IP会发生屈曲（Froment征，请见第44页），表示拇长屈肌取代了拇收肌的动作。

动作：内收拇指。

神经支配：尺神经深支（C8，T1）。

起端：屈肌支持带、头状骨和第2掌骨。

止端：拇指近侧指骨。

● 第一骨间背侧肌 (First Dorsal Interosseous)

肌肉检查：① 令患者张开手指。

② 检查者施加力量使其示指内收。

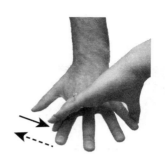

动作：外展示指，使其远离中指。

神经支配：尺神经深支 (C8，T1)。

起端：第1掌骨和第2掌骨。

止端：示指近侧指骨和指背腱膜。

注意：① 通常与小指展肌一起检查。

② 手部内在肌肉（包括骨间背侧肌）会屈曲MCP，伸展PIP和DIP。外展手指的动作会与桡神经支配的手指的伸肌共同完成，手指的伸肌会伸展MCP。因此，如果桡神经支配的手指的伸肌无力时（如桡神经病变），骨间背侧肌会出现假阳性无力现象，此时检查者须将手部固定，病史MCP维持伸展姿势，才能避免此情形。

◉ 小指展肌（Abductor Digiti Minimi）

肌肉检查： ① 令患者张开手指。

② 检查者施加力量使其小指内收。

动作： 外展小指，使其远离中指。

神经支配： 尺神经深支（C8，T1）。

起端： 豌豆骨。

止端： 小指近侧指骨和指背腱膜。

注意： ① 通常与第一骨间背侧肌一起检查。

② 手部内在肌肉会屈曲MCP，伸展PIP和DIP。外展手指的动作会与桡神经支配的手指的伸肌共同完成，手指的伸肌会伸展MCP。因此，如果桡神经支配的手指的伸肌无力时（如桡神经病变），小指展肌会出现假阳性无力现象，此时检查者须将手部固定，病史MCP维持伸展姿势，才能避免此情形。

◉ 骨间掌侧肌（Palmar Interossei）

肌肉检查： ① 令患者伸直并并拢手指。

② 检查者施加力量拉开两侧手指，使其离开中指。

动作： 内收示指、中指、小指，使其向中指靠拢。

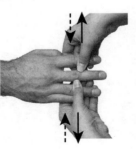

神经支配：尺神经深支（C8，T1）。

起端：第2掌骨、第3掌骨和第4掌骨。

止端：示指、中指和小指近侧指骨和指背腱膜。

注意：常见的首字母组合为"DAB PAD"（**D**orsal interossei **A**bduct and **P**almar interossei **A**dduct）（骨间背侧肌外展，骨间掌侧肌内收）。

◉ 掌长肌（Palmaris Longus）

肌肉检查：① 令患者用拇指触碰小指，腕关节屈曲。

② 检查者观察其肌腱从皮下突起的情形。

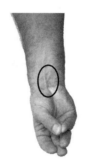

动作：屈曲腕关节，绷紧掌腱膜。

神经支配：正中神经（C7，C8）。

起端：肱骨内上髁。

止端：掌腱膜。

注意：本检查并不是真正的徒手操作肌肉检查，但是在临床上很有用，可供判断患者是否有掌长肌。正常人约16%单侧无掌长肌，9%双侧无掌长肌。

■■■ 下肢（Lower Extremities）

◉ 髂腰肌（iliopsoas）

腰大肌和髂肌（Psoas and iliacus）

肌肉检查：① 令患者端坐，抬起屈曲的膝部，如行军姿势。

② 检查者固定住其肩部前方，并对大腿远端施加向下的力量。

动作：主要为屈曲髋关节。

神经支配：股神经（L2～L4）。

起端：腰大肌：腰椎椎体侧面和横突。

髂肌：髂窝。

止端：股骨小转子。

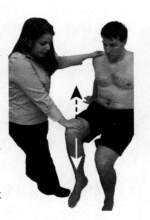

◉ 髋部内收肌（Hip Adductors）

大收肌、长收肌和短收肌
(Adductor Magnus，Longus and Brevis)

肌肉检查：① 令患者端坐，并拢双膝。

② 检查者双手分别放在其两膝内侧，用力张开其膝部，外展髋关节。

动作：内收髋关节。

神经支配：闭孔神经（L2～L4）和胫神经支配大收肌的一部分（L5，S1）。

起端：大收肌：下耻骨支、坐骨支、坐骨结节。
　　　　长收肌：耻骨体。
　　　　短收肌：下耻骨支。

止端：大收肌：股骨粗线和内上髁的收肌结节。
　　　　长收肌：股骨粗线。
　　　　短收肌：股骨粗线。

注意：其他内收髋关节的肌肉包括耻骨肌、股薄肌、闭孔内肌和闭孔外肌。

● 髋部外展肌（Hip Adbuctors）

筋膜扩张肌、臀中肌和臀小肌
(Tensor Fascia Lata, Gtuteus and Minimus)

肌肉检查：① 令患者侧卧于检查台上，外展下肢。

② 检查者一只手置于髋部予以固定，另一只手置于大腿远端，用力向下压向身体中线。

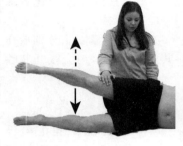

动作：外展（和内旋）髋关节。

神经支配：臀上神经（L4～S1）。

起端：筋膜扩张肌（TFL）：髂前上棘
　　　臀中肌：髂骨翼外面。
　　　臀小肌：髂骨翼外面。

止端：筋膜扩张肌（TFL）：髂胫束。
　　　臀中肌：股骨大转子。
　　　臀小肌：股骨大转子。

注意：检查者应稳定住骨盆，保持动作在垂直面上进行，以免髋部屈肌代替髋部外展肌的作用。

◉ 髋部内旋肌（Hip Internal Rotators）

筋膜扩张肌、闭孔内肌、臀中肌和臀小肌
(Tensor Fascia Lata, Obturator Internus, Gtuteus and Minimus)

肌肉检查：① 令患者端坐，双膝并拢，双踝张开，使髋关节呈内旋姿势。

② 检查者双手分别置于其踝部外侧，用力使踝部向身体中线靠拢。

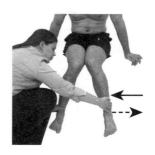

动作：内旋和外展髋关节。

神经支配：臀上神经（L4～S1），支配闭孔内肌的神经（L5～S2）。

起端：筋膜扩张肌（TFL）：髂前上棘。
　　　　闭孔内肌：闭孔膜内面及其周围骨面。
　　　　臀中肌：髂骨翼外面。
　　　　臀小肌：髂骨翼外面。

止端：筋膜扩张肌（TFL）：髂胫束。
　　　　闭孔内肌：股骨转子窝。
　　　　臀中肌：股骨大转子。
　　　　臀小肌：股骨大转子。

◉ 股四头肌（Quadriceps）

股直肌、股外侧肌、股中间肌和股内侧肌
(Rectus Femoris, Vastus Lateralis, Intermedius and Laterlis)

肌肉检查： ① 令患者端坐，双髋和双膝屈曲90°，伸展膝关节。

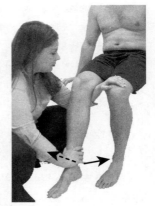

② 检查者一只手通过其检查侧膝部下方，将手部和腕部靠在另一侧膝部；另一只手握住其踝部，确保其肘部位于其膝部的内侧，以便能够稳定。

③ 令患者伸展膝关节，检查者用力阻抗其膝关节伸展动作，并试着用力使其膝关节屈曲，必要时可前倾身体，用体重顶住。

动作： 伸展膝关节，股直肌可以协助屈曲髋关节。

神经支配： 股神经（L2～L4）。

起端： 股直肌：髂前上棘。
股外侧肌：股骨粗线。
股中间肌：股骨体。
股内侧肌：股骨粗线。

止端： 髌骨和胫骨粗隆。

注意： 股四头肌非常强壮，适当的摆放姿势是克服肌肉力量完成检查的要点。

◉ 腿后群肌（Hamstrings）

股二头肌、半腱肌和半膜肌
(Biceps Femoris, Semimembranous and Semitendinosus)

肌肉检查：① 令患者端坐或俯卧，屈曲膝关节。

② 检查者握住其踝部，用力使膝关节伸展。

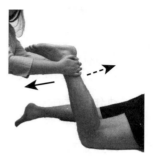

动作：主要为屈曲膝关节和伸展髋关节。

神经支配：胫神经（L5～S2），支配股二头肌短头的腓总神经（L5～S2）。

起端：股二头肌长头：坐骨结节；短头：股骨粗线。

半腱肌：坐骨结节。

半膜肌：坐骨结节。

止端：股二头肌：腓骨头。

半腱肌：胫骨上端内侧。

半膜肌：胫骨内侧髁后面。

注意：腿后群肌接受很多神经根支配，且有多条外周神经支配，因此定位不易明确；检查者可以比较内侧和外侧肌腱的张力，以评估肌力。

⊙ 胫骨前肌 (Tibialis Anterior)

肌肉检查：① 令患者屈曲踝关节，可将足跟放在地板上，或放在检查者呈杯状的手部内。

② 检查者另一只手放在其足部背侧远端，对其踝部施加力量，使其跖屈。

动作：背屈和内翻踝关节。

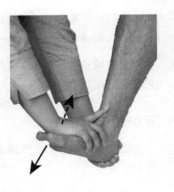

神经支配：腓深神经（L4～S1）。

起端：胫骨外侧面。

止端：内侧楔状骨内侧面和第1跖骨底。

注意：检查者可以在检查时触诊患者胫骨前肌的肌腱张力，以便与其他踝部背屈肌区分。

◉ 胫骨后肌（Tibialis Posterior）

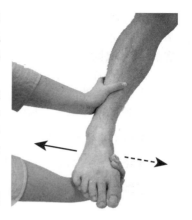

肌肉检查：① 令患者跖屈踝关节，内翻足部（检查者指令为"将您的足趾朝内朝下"）。

② 检查者一只手放在其外踝上方，支撑小腿外侧远端，另一只手握住足部内侧，用力将其足部外翻。

动作：跖屈和内翻踝关节。

神经支配：胫神经（L4～S2）。

起端：胫骨、腓骨及骨间膜的后面。

止端：足舟骨粗隆和楔状骨。

注意：可观察胫骨前肌的收缩情况，以确保足背屈肌并未收缩。

⦿ 腓骨长肌和腓骨短肌（Peroneus Longus and Brvis）

肌肉检查：① 令患者跖屈踝关节，外翻足部（检查者指令为"将您的足趾朝外朝下"）。

② 检查者一只手放在其内踝上方，支撑小腿外侧远端，另一只手握住足部外侧，用力将其足部内翻。

动作：跖屈和外翻踝关节。

神经支配：腓浅神经（L4 ～ S2）。

起端：腓骨外侧。

止端：腓骨长肌：第1跖骨底和内侧楔状骨。
腓骨短肌：第5跖骨粗隆。

注意：确保在检查时，脚趾未伸展。

⦿ 跨长屈肌（Flexor Hallucis Longus）

肌肉检查：① 令患者跖屈跨指。
② 检查者将拇指放在其第1跖骨趾骨间关节（MTP）背侧上方，作为支点，示指和中指置于足趾的跖侧，示指和中指用力将其脚趾伸展。

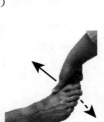

动作：跖屈MTP和IP。

神经支配：胫神经（L5 ～ S3）。

起端：腓骨后下2/3及骨间膜。

止端：跨指远端趾骨。

◉ 踇长伸肌（Extensor Hallucis Longus）

肌肉检查：① 令患者伸展踇指。

② 检查者将示指和中指置于其足底球形跖垫上，作为支点，拇指对其踇指近端趾骨用力，将其踇指屈曲。

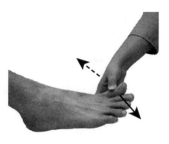

动作： 伸展踇指的 MTP 和 IP。

神经支配： 腓深神经（L4～S1）。

起端： 腓骨上端骨间膜前面。

止端： 踇指远端趾骨底。

注意： 应避免对趾甲施加压力，以免引起不适。

◉ 腓肠肌和比目鱼肌 (Gastrocnemius and Soleus)

直立检查： ① 令患者用受检腿站立，另一条腿膝关节屈曲，足部离开地面。

② 检查者握住其前臂予以支撑，令其用足底跖垫将身体做上下移动5～20次。

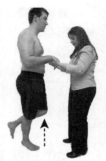

端坐检查： ① 令患者端坐，髋关节和膝关节屈曲90°，保持前足部平放在地面上，但足跟抬高约3cm。

② 检查者对膝部施加向下的压力，试着使其足跟着地，如果患者踝关节跖屈肌力量正常，检查者可能无法超越该力量。

动作： 腓肠肌：跖屈踝关节，屈曲膝关节。

比目鱼肌：跖屈踝关节。

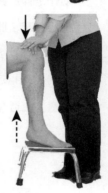

支配神经： 胫神经（L5～S2）。

起端： 腓肠肌内侧头：股骨内侧髁；外侧头：股骨外侧髁。

比目鱼肌：胫骨、腓骨上端。

止端： 跟骨结节。

注意： ① 如果怀疑发生轻微无力时，可采用直立检查，可能需要做20次小腿抬高动作，才会显现出肌肉无力。记录患者可以完成的小腿抬高次数，并与对侧比较。

② 采用端坐检查时，应确保患者足跟离地距离未超过3cm，以免在检查时发生踝部损伤。

第3章

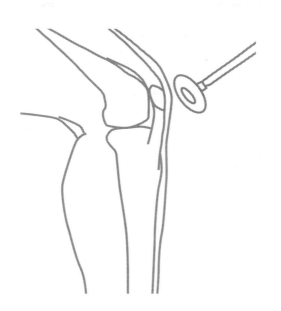

反射检查

■■■ 简介 (Introduction)

临床医师在诊断上运动神经元病变、下运动神经元病变和全身性病变时，必须具备检查反射的临床技巧。在检查中令患者放松，这对于引发良好反射是非常重要的，但是当患者刻意想协助检查者时，有时候反而不容易达到放松的效果。请患者将肢体"松懈下来"，或"松软"，或是"就像果冻那样"，也许对患者有所帮助。Jendrassik操作法（请见第141页）也可能有助于让患者分心，并让他可以松懈下来。

任何时候都应检查反射功能的不对称性，因为一旦发现不对称，即表示发生病变。若是不对称情形很轻微，可能难以判定是否该特别反射发生异常且减弱，或是对侧的反射异常且增强。在此种情况下，必须考虑其他病史和体格检查所见，来评估反射功能。

最后，作者建议使用长且重的反射锤，并且锤头有一个宽大表面。轻巧握住检查锤，并且与锤头有段距离，利用检查锤本身的重量协助在敲击时出现钟摆动作。

◉ 深腱/肌肉牵张反射的分级
(Grading Deep Tendon/Muscle Stretch Reflexes)

须令患者放松,且适当摆放姿势;用力不足可能会造成伸展程度不足,未能达最强的反射反应。使用反射锤的力量适当(不能超过所需的力量)才可引起最强的反应,且前后一致;必须与对侧反射作比较,并且与其他身体所可引发的反射相比较。检查者必须观察引发反射之后,从一条神经根传递到另一条神经根的情况;举例来说,当引起C5的反射时(肱二头肌肌腱),屈曲肘关节是适当反应,但若腕关节也会伸展,表示此动作已加上C6的输出成分。这种现象表示反射过强(hyperreflexia),且可能是一种病理状态。采用Jendrassik操作法可能有助于引发反射检查的结果(请见第132页)。

等　　级	肌肉反应
0	无反应
1+	反应减弱
2+	正常
3+	反应过强,无肌阵挛;轻快
4+	反应过强,有肌阵挛(记录肌肉抽动或持续阵挛次数)

记录反射的常用方法
(Conventional Method of Documenting Reflexes)

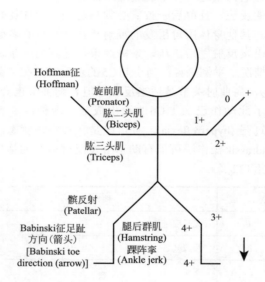

■■■ 上肢反射 (Upper Extremity Reflexes)

◉ 肱二头肌反射 (C5)（Biceps Reflex）

反射检查：① 患者将上肢松弛地垂在体侧，如采取坐位则将手置于检查台上。

② 检查者一只手的手指放在患者肱二头肌肌腱上，另一只手持反射锤敲击其手指。

观察：肘关节屈曲或肱二头肌收缩。

神经输出：C5，C6，肌皮神经。

◉ 肱桡肌反射 (C6)（Brachioradialis Reflex）

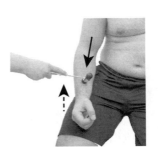

反射检查：① 患者将上肢松弛地靠在检查台上，肘关节适度屈曲。

② 检查者用反射锤轻敲患者肱桡肌肌腱（肱桡肌约在前臂远端1/3处绕过桡骨）。

观察：肘关节屈曲时肱桡肌收缩。

神经输出：C6，桡神经。

⦿ 桡侧腕伸肌反射 (C6)
（Extensor Caepi Radialis Reflex）

反射检查： ① 患者将上肢松弛地垂在体侧，如采取坐位则将手置于检查台上，掌面朝下。

② 检查者用反射锤轻敲患者前臂近端外侧的桡侧腕伸肌肌腱（约在肱骨外上髁的稍远端）。

观察： 腕关节伸展。

神经输出： C5，C6，C7，桡神经。

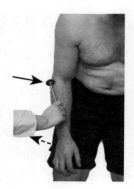

⦿ 旋前圆肌反射 (C6)（Pronator Teres Reflex）

反射检查： ① 患者端坐，肘关节适度屈曲，前臂置于中立位（拇指朝上）。

② 检查者用反射锤轻敲患者桡骨远端（约在腕部到肘部皱褶连线的1/3处）。

观察： 前臂旋前，或旋前圆肌收缩。

神经输出： C6，C7，正中神经。

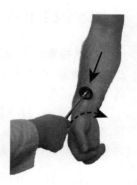

◉ 肱三头肌反射 (C7)（Triceps Reflex）

反射检查：① 检查者支撑患者手臂，令其被动外展，使肘关节屈曲，前臂可以自由摆动。

② 检查者用反射锤轻敲患者肱三头肌肌腱（约在该肌肉位于鹰嘴的止端附近）。

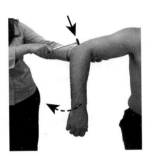

观察： 肘关节伸直。

神经输出： C7，桡神经。

◉ 手屈肌反射 (C8/T1)（Finger Flexors Reflex）

反射检查：① 患者将前臂置于检查台上或膝部。

② 检查者用手指抵住患者的手指（掌面对着掌面）（约在PIP部位），令患者轻轻屈曲或弯曲手指。

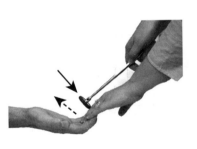

③ 检查者用反射锤轻敲自身手指的背侧。

观察： 手指屈曲。

神经输出： 示指和中指：C8/T1，正中神经。
　　　　　　 环指和小指：C8/T1，尺神经。

■■■ 下肢反射 (Lower Extremity Reflexes)

⊙ 内收肌反射 (L3)（Adductor Reflex）

反射检查：① 患者仰卧或端坐，双腿自然垂放在检查台边缘。

② 检查者用反射锤轻敲患者大腿内侧远端的内收肌肌腱。

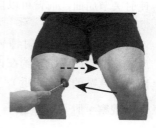

观察： 髋关节内收。

神经输出： L3，闭孔神经。

注意： 交叉内收肌反应指在轻敲患者髌腱或内收肌肌腱时，引起对侧出现髋关节内收反应，这是反射溢出的例子，通常表示有上运动神经元病变。

⊙ 髌反射 (L4)（Patellar Reflex）

反射检查：① 患者膝关节适度屈曲，尽可能端坐，双腿自然垂放在检查台边缘。

② 检查者触诊患者髌骨下缘，用反射锤轻敲该处正下方的髌腱。

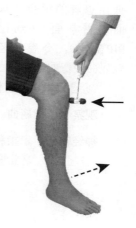

观察： 股四头肌收缩，膝关节伸展。

神经输出： L3，L4，股神经。

● 内侧腿后群肌反射 (L5)（Medial Hamstring Reflex）

反射检查： ① 患者端坐，足部置于地板上或足凳上。

② 检查者用手指稳固压住患者内侧腿后肌群（半膜肌和半腱肌）的肌腱上，用反射锤轻敲自身的手指。

观察： 膝关节屈曲和（或）手指下方的内侧腿后肌群绷紧。

神经输出： L5，胫神经。

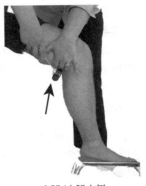

大腿/小腿内侧

● 踝阵挛反射 (S1)

反射检查： ① 患者尽可能端坐，足部平放在地板上。

② 检查者用反射锤轻敲患者跟腱。

观察： 当腓肠肌和比目鱼肌收缩时，抬起足跟，且踝关节跖屈。

神经输出： L5，S1，胫神经。

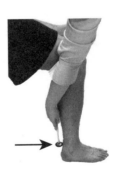

⦿ 外侧腿后群肌反射 (S1)（Lateral Hamstring Reflex）

反射检查： ① 患者端坐，足部置于地板上或足凳上。

② 检查者用手指稳固压住患者外侧腿后肌群（股二头肌）的肌腱上，用反射锤轻敲自身的手指。

观察： 膝关节屈曲和（或）手指下方的外侧腿后群肌绷紧。

神经输出： S1，S2，胫神经和腓神经。

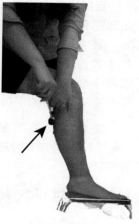

大腿/小腿外侧

■■■ 其他 (Miscellaneous)

⦿ Babinski征（Babinski's Sign）

反射检查：① 患者放松足部。

② 检查者从足跟外侧缘起，沿着图示方向划过患者足底。

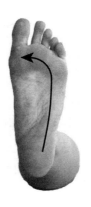

观察：最初出现动作的为跗指伸展，然后其他足趾张开，此即为Babinski征。本检查有时也称为伸肌反应或足趾上扬反应。对于12个月以下的患儿，此为正常反应，但如患者年龄大于12个月，则表示有上运动神经元病变。

注意：① 年龄大于12个月的患者所出现的正常反应为跗指屈曲，此反应称为屈肌反应或足趾向下反应。

② 如划过足底后未观察到足趾的任何动作，则称为"无反应"。

③ 因患者的动作造成最初的足趾动作不明显或最初的足趾动作不连贯时，此反应"意义不清"。

④ 请参阅Chaddock征和Oppenheim征。

⊙ Chaddock征（Chaddock's Sign）

反射检查： ① 患者放松足部。

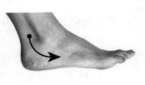

② 检查者从后向前，沿着图示方向划过患者外踝下方的皮肤。

观察： 最初出现动作的为踇指伸展，此即为Chaddock征。本检查与Babinski征相似，有时也称为伸肌反应或足趾上扬反应。

注意： ① 年龄大于12个月的患者所出现的正常反应为踇指屈曲，此反应称为屈肌反应或足趾向下反应。

② 请参阅Babinski征和Oppenheim征。

⊙ Oppenheim征（Oppenheim's Sign）

反射检查： ① 患者放松足部。

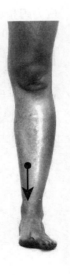

② 检查者从胫骨远端2/3处开始，从上向下，沿着图示方向用力划过患者胫骨内侧的皮肤。

观察： 最初出现动作的为踇指伸展，此即为Oppenheim征。本检查与Babinski征相似，有时也称为伸肌反应或足趾上扬反应。

注意： ① 年龄大于12个月的患者所出现的正常反应为踇指屈曲，此反应称为屈肌反应或足趾向下反应。

② 请参阅Babinski征和Chaddock征。

⦿ Hoffman 征（Hoffman's Sign）

反射检查：① 患者放松手部，掌面朝下。

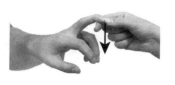

② 检查者握住患者中指远端指骨，对 MCP 做被动屈曲伸展动作，对 IP 做被动屈曲动作。

③ 检查者从远端朝近端方向，将拇指划过患者中指顶端。

阳性结果：拇指屈曲（其他手指也会屈曲）。

注意：经常为上运动神经元病变，但并非一定如此。请评估比较两侧的反应。

⦿ Wartenberg 征（Wartenberg's Sign）

反射检查：① 患者和检查者手指屈曲互扣，患者拇指朝上。

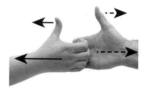

② 检查者和患者用力朝相反的方向拉开（如图示），检查者提醒患者保持拇指朝上。

阳性结果：拇指屈曲，即使检查者反复提醒亦然。

结果解释：脑部或 C8 以上的上运动神经元病变。

⦿ 颌反射（Jaw Jerk）

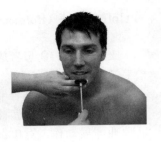

反射检查： ① 患者坐着或仰卧，口微张。
② 检查者将手指水平放在患者下巴上，用反射锤敲击自身的手指。

阳性结果： 下颌略微开合。

结果解释： 定位在脑桥以上部位的上运动神经元病变。

⦿ 掌颏反射（Palmomental）

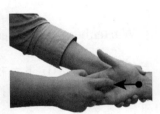

反射检查： 检查者用指甲搔抓患者的掌心。

阳性结果： 同侧下颌或下唇抽搐。

结果解释： 可能是正常反应，但也可能表示同侧大脑额叶出现病变。

注意： 通常（但未必一定是）有上运动神经元病变，请评估两侧的反应。

◉ 眉心反射（Glabellar Reflex）

反射检查：轻轻敲打患者的前额中央 5～10 次，经过数次敲打后，患者眨眼动作消失。

阳性结果：继续眨眼，无法抑制眨眼的动作。

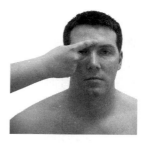

结果解释：这是一种原始反射，出现于神经退行性疾病、帕金森病、额叶病变，持续存在的眨眼动作称为 Myerson 征。

◉ 鼻口部反射（Snout Reflex）

反射检查：检查者轻轻敲打患者上唇 3～5 次。

阳性检查：出现撅嘴动作。

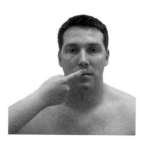

结果解释：见于额叶功能障碍的成年人。

⦿ Jendrassik 操作法（Jendrassik's Maneuver）

自主肌肉收缩动作可达到临床检查上转移患者注意力的目的，促使反射动作发生。Jendrassik 操作法最初被用来促使股四头肌反射发生。

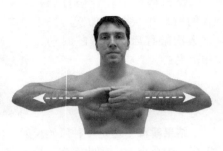

操作方法：患者屈曲手指，并与另一只手的手指互扣拉紧。

检查者试着以正常方式引起反射。

观察：由于中枢神经系统的感觉输入阈值降低，反射动作会显得更明显。

注意：此操作法可促进引起正常人的任何反射动作；本操作法并不是表明病变的检查法。

第4章

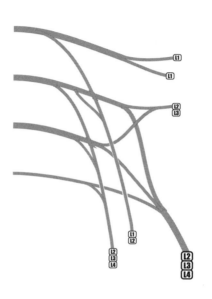

周围神经检查

■■■ 简介 (Introduction)

检查由特定周围神经所支配的肌肉和皮肤,有助于判断神经疾病受侵犯的范围、病因,以及协助诊断;同时也有助于区分外周神经的疾病或是神经丛的病变,特定肌节或特定皮节的病变,或是为上运动神经元的病症。

编写本章用意为提供最常用外周神经检查的皮肤和肌肉支配说明,以供参考;特定肌肉的检查请见第2章。

◉ 周围神经和脊神经根（正面分布）
[Peripheral Nerves and Spinal Roots (Anterior Distribution)]

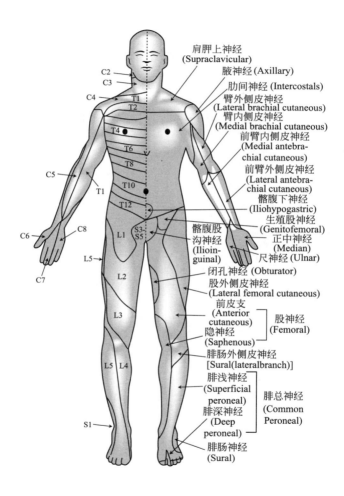

⦿ 周围神经和脊神经根（背面分布）

[Peripheral Nerves and Spinal Roots (Posterior Distribution)]

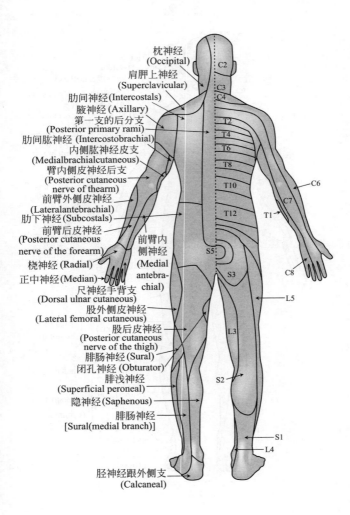

■■■ 上肢 (Upper Extremities)

◉ 臂丛神经（Brachial Plexus）

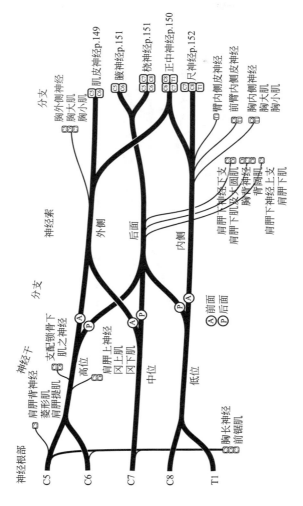

肌皮神经 (Musculocutaneous Nerve)

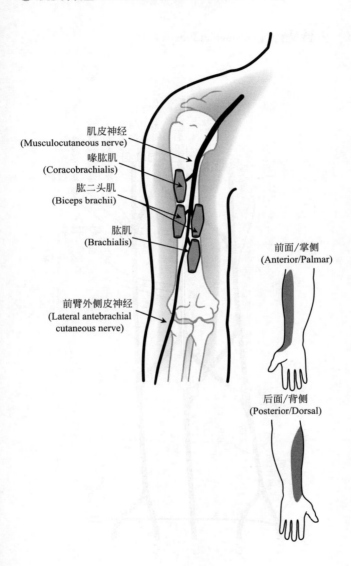

◉ 正中神经 (Median Nerve)

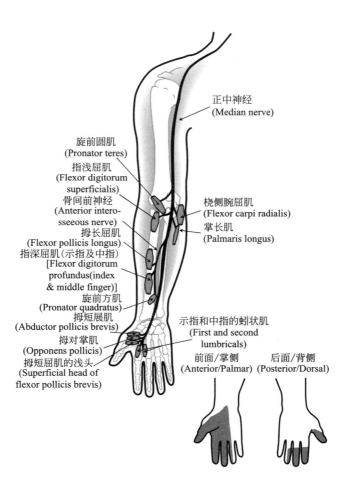

桡神经和腋神经 (Radial and Axillary Nerves)

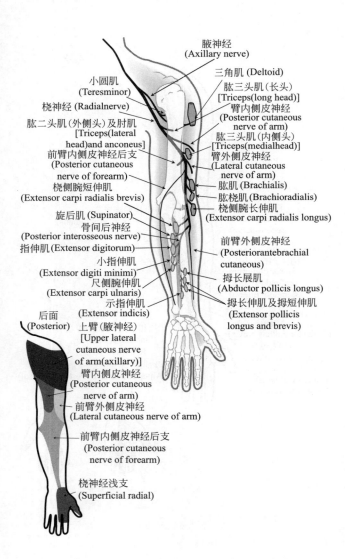

尺神经 (Ulnar Nerve)

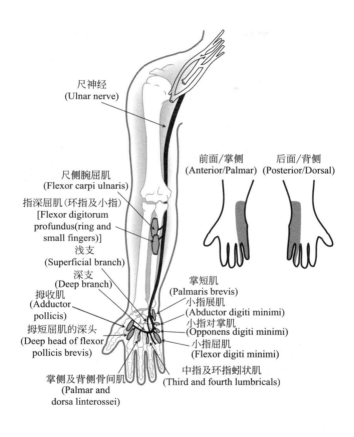

⦿ 神经根皮节分区检查的临床标志
(Clinical Landmarks for Root-level Dermatomal Examination)

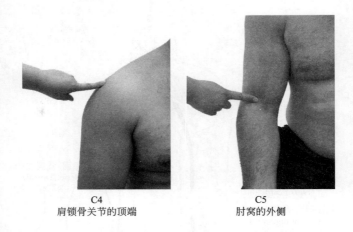

C4
肩锁骨关节的顶端

C5
肘窝的外侧

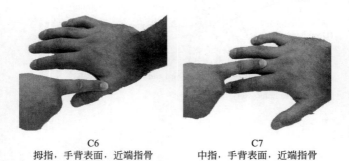

C6
拇指，手背表面，近端指骨

C7
中指，手背表面，近端指骨

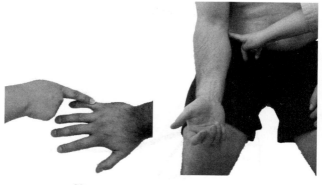

C8
小指,手背表面,近端指骨

T1
肘窝的内侧(尺侧)

▪▪▪ 下肢 (Lower Extremities)

◉ 腰骶丛神经 (Lumbosacral Plexus)

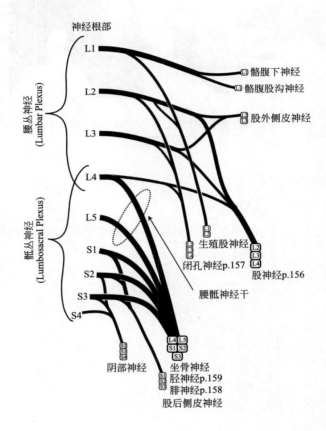

股神经 (Femoral Nerve)

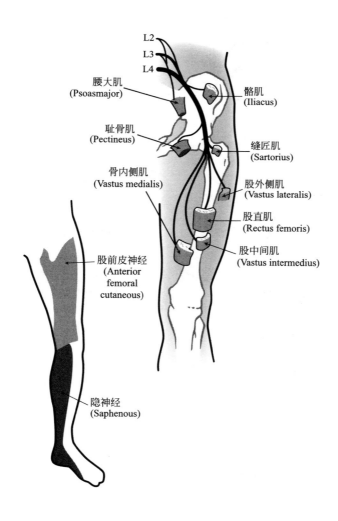

闭孔神经 (Obturator Nerve)

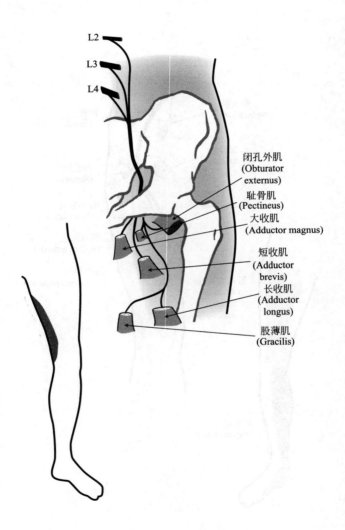

腓神经 [Peroneal (Fibular) Nerve]

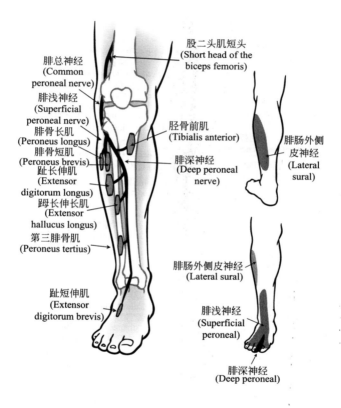

◉ 胫神经 (Tibial Nerve)

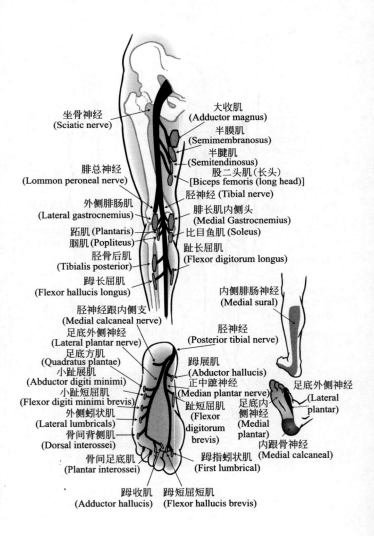

● 神经根皮节分区检查的临床标志
(Clinical Landmarks for Root-level Dermatomal Examination)

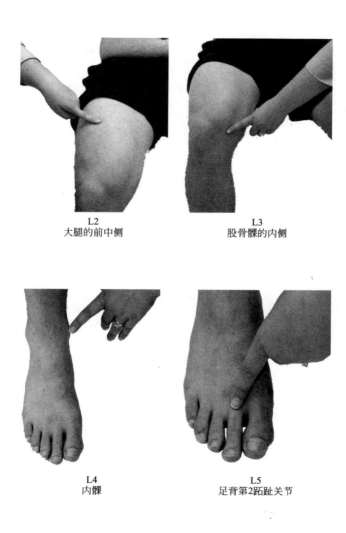

L2
大腿的前中侧

L3
股骨髁的内侧

L4
内髁

L5
足背第2跖趾关节

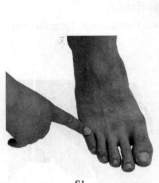
S1
小趾的基部*

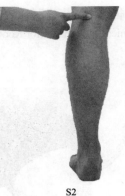
S2
腘窝的中线

---

*可用于评估神经根病变,美国脊椎损伤学会(ASIA)通过检查外侧足跟来评估S1神经情况。

■■■ 其他 (Miscellaneous)

● 轻触检查 (Light Touch Sensation)

检查： ① 检查者用棉签的一小缕棉花，轻巧地触碰患者的皮肤。

② 与患者身体上没有可疑病变部位的检查结果作比较（最好是对侧同一皮节或颜面部位）。

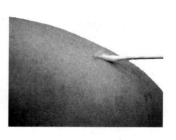

异常结果： 与无病变区域的正常感觉相比，检查部位没有感觉、感觉迟钝、感觉敏锐或出现其他不同的结果。

分级评分	
0	没有感觉（感觉消失）
1	障碍（感觉发生一部分障碍或改变，包括感觉过敏）
2	正常
NT	未能测试

⊙ 针刺检查 (Pinprick Sensation)

检查： ① 检查者用手指握住别针，用针尖轻巧地碰触患者的皮肤，握针的力量小，可允许别针在手指间滑动，以免引起伤害。

② 与患者身体上没有可疑病变部位的检查结果作比较（最好是对侧同一皮节或颜面部位），以评估之间的差异，并比较钝针与利针检查的一致性。

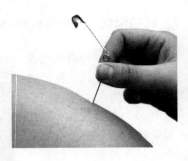

分级评分	
0	感觉消失，或未能区分钝觉或锐利觉
1	障碍（感觉发生一部分障碍或改变，包括感觉过敏）
2	正常
NT	未能测试

异常结果： 与无病变区域的正常针刺感觉相比，检查部位没有感觉到锐利，或锐利的感觉增加或减少。

⦿ 振动检查（Vibratory Sensation）

检查： ① 使用128Hz音叉，检查者先在坚固固体上敲击。

② 检查者立即将音叉底座牢固地放在患者下肢远端的骨突部位（通常为第1跖骨头部位），比较两侧的结果极为有用。

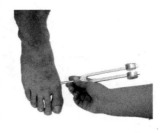

结果： 年龄在20岁以下的年轻患者，可感觉到振动15s以上；20～70岁者，每增加10岁，缩短1s，可供判断预期感觉到振动的时间。70岁以上的患者，振动检查的结果不可靠。

年龄/岁	振动时间/s
≤20	15
21～30	14
31～40	13
41～50	12
51～60	11
61～70	10
＞70	不可靠

⦿ 体位觉 (Propriception)

检查：检查者握住患者跗趾的内侧缘和外侧缘，令其闭上眼睛（或使用隔板遮住患者，令其看不到其跗趾）。

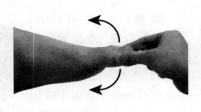

检查者说"我将要向上或向下移动您的脚趾，请告诉我脚趾移动的方向。"

检查者对患者的MTP做被动背屈或跖屈动作（45°），询问患者跗趾向上或向下移动的情况。

异常结果：患者不能正确说出跗趾移动的方向，表示发生体位觉障碍。

注意：大约检查10次，可以减少因为患者猜测引起的假阴性结果。

■■■ 第5章

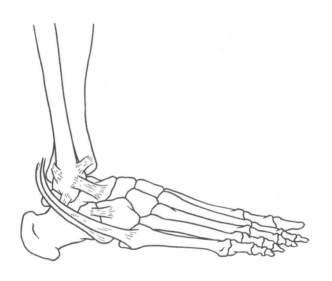

步态和姿势

■■■ 简介 (Introduction)

步态和姿势的评估是骨骼肌肉系统检查中的重要项目；两者中的任何一种发生偏差，都可能是神经功能障碍或骨骼肌肉系统功能障碍的代偿表现，并引起患者症状。在评估步态和姿势时，应谨记以下基本原则。

① 须与正常动作比较。应评估多项"正常"步态类型，以便在判定正常和异常步态时，得出正确结论。

② 比较两侧动作。通常动作较夸张的一侧是功能障碍的一侧。

③ 从多角度观察患者。有些偏差可能在各角度下都可鉴定出来；在观察旋转、弯曲和推冲动作时，应特别观察两个角度下的姿势。

④ 谨记步态和姿势发生异常时，会对下肢和脊椎之外的关节传达远处的撞击力。此时必须检查是否有异常更大范围。

⑤ 发生异常动作的典型部位也是发生肌肉无力、疼痛、松弛、不稳定或因疼痛而致运动受限的部位。

⦿ 姿势评估（Posture Evaluation）

在正常站立和步行时，重力线（见下图）会穿过身体的重心，该位置为第2骶椎的正前方。在静态站立时，身体通常维持平衡。本图重力线通过髋部的稍后方，膝部前方，且在外踝的前方。沿着此轴线的身体动作会引发移动，除非被其他力量所对抗抵消。因此，为了维持静态站立，会同时收缩相对应肌肉结构。髋关节伸展会被髂股韧带（Bigelow Y 韧带）和髂腰肌及股直肌的收缩所拮抗。膝关节的过度伸展会被膝部后侧关节囊和腓肠肌收缩所拮抗。同样地，踝部背屈会被腓肠肌

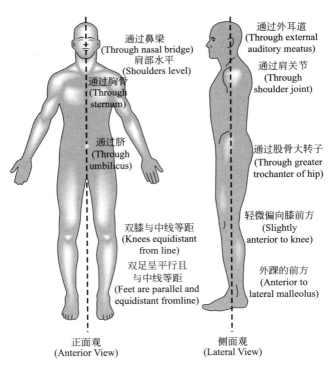

复合结构的主动收缩所对抗。重力线也会穿过颈椎、胸椎、腰椎和骶椎的屈曲处。如此才可减小沿着此轴线的过度旋转,以便减少能量的耗损。在施行检查时,应注意观察这些曲线的弯曲度是否会比正常姿势下所预期的曲度小、大或出现偏移。

评估头部位置与颈部的相对关系,头部应该位在内外侧方向和前后方向的正中位置;外耳道开孔应该与肩部和骨盆连成一直线,且略向前倾斜,从髂前上棘和髂后上棘连接,约呈 0°～15°。同时应观察髋关节和膝关节是否过度屈曲,这些姿势会影响骨盆倾斜和腰椎前凸。

检查者应熟悉正常和异常的姿势曲线(请见下面的图示)。

- 颈椎—前凸
- 胸椎—后凸
- 腰椎—前凸
- 骶椎—后凸

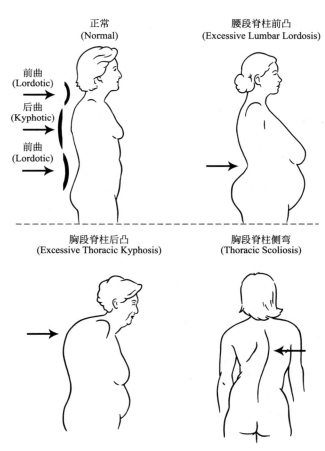

正常和异常姿势（Normal and Abnormal Posture）

◉ 步态周期（Gait Cycle）

步态周期指从一肢体最初触地开始，到同一肢体再度触地期间的所有动作，因此，包括整整一个站立期（Stance phase）和一个摆动期（Swing phase）（请见第180页图示）。

（1）站立期（Stance Phase） 为步态周期中，肢体与地面接触的期间；标准上约占步态周期的60%。

① 最初触地：足部接触地面的动作。

② 负荷反应：在最初触地后，一直到另一侧肢体抬离地面时的期间。

③ 站立中期：从另一侧肢体抬离地面到两侧肢体远端（通常指踝部）并排在冠状面的期间。

④ 站立末期：从肢体并排期间，到另一侧肢体接触地面之前的期间。

⑤ 摆动前期：从另一侧肢体接触地面到同侧肢体抬高离开地面之前的期间。

（2）摆动期（Swing Phase） 为步态周期中，肢体未与地面接触的期间，标准状况为约占步态周期的40%。

① 摆动初期 从抬高肢体离开地面起，到同侧膝关节最大屈曲／足跟抬到最高的期间。

② 摆动中期 从膝关节最大屈曲到胫骨垂直地面的姿势（如果有时）的期间。

③ 摆动末期 从胫骨垂直地面起到肢体最初接触地面的期间。

（3）双脚支撑期（Double Support） 为步态周期中，双脚同时接触地面的期间。标准状况下占全部步态周期的20%～25%。在健全的步态中，跑步通常被描述为没有双脚支撑期。

请参阅第168页的"步态周期中的主要肌肉活动"表格，以便回顾正常步态周期中各分期的肌肉收缩情形。

■■■ 常见的步态异常
(Common Abnormalities of Gait)

◉ Trendelenburg 步态（Trendelenburg Gait）

病因：髋部外展肌无力。

外观：代偿型：患者会在站立中期倾向髋部外展肌无力侧。

失代偿型：在站立中期对侧髋部下垂。

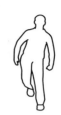

◉ 腿长不等（Leg Length Discrepancy）

病因：真正的腿长出现差异，或功能性腿长差异（骨盆倾斜、脊椎侧弯等）。

外观：在双足支撑期骨盆顶端倾向腿长较短侧，腰椎偏向外侧，并弯向腿长较长侧。

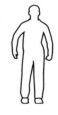

◉ 止痛(剧痛)步态 [Antalgic (Painful) Gait]

病因：下肢疼痛

外观：不一定，依下肢受侵犯部位而定。站立期时间缩短，患侧的步伐长度变短，以减少负重时间。

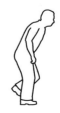

◉ 共济失调步态（Ataxic Gait）

病因：导致脊神经、脊髓后索或小脑感觉输入减少的情况。

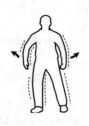

外观：不一定，依受侵犯部位和严重程度而定。感觉性共济失调步态并无规律，双腿会外张以扩大身体底部，双臂外张；在摆动期肢体通常向前摆动；足跟可能会先轻轻踏着地面，接着会拍击地面（此动作可能会使患者听到声音）。闭眼站立和步行时，情况通常会恶化。小脑共济失调步态会出现蹒跚、倾斜、跟跄、宽基底步态，且头部上下摆动，躯干的控制也会受侵犯。

◉ 神经病变性步态（Neuropathic Gait）

病因：周围运动神经和/或周围感觉神经的远端部位受损，通常为渐进性。

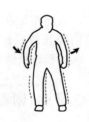

外观：不一定，依受侵犯系统和严重程度而定。感觉性神经病变性步态类似感觉性共济失调步态；运动性神经病变性步态可能会出现足部撞击地面，跨越步态，或膝关节反屈等情况。

⦿ 足部拍击地面（Foot Stap）

病因：小腿前群肌肉中度无力，导致在最初接触地面时，无法轻巧地控制踝关节跖屈。

外观：在最初接触地面时，受侵犯的踝关节会立即出现跖屈动作，造成足部撞击到地面出现"啪"的声音。

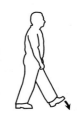

⦿ 跨越步态（Steppage Gait）

病因：小腿前群肌肉重度无力，导致踝关节背屈功能完全消失。肢体会被"延长"，因此需将髋关节和膝关节过度屈曲，才可以将肢体移离地面。

外观：在摆动中期，患侧的髋关节过度屈曲，足部可能会撞到地面，因为使足趾或足底最早接触地面。

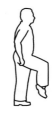

⦿ 膝关节反屈（Knee Recurvatum）

病因：在站立中期，无法控制膝关节伸直，导致其关节反屈。通常为膝部伸展肌无力所致，但也有可能因膝部后方稳定结构发生损害所致。

外观：在站立中期，膝关节过度伸展；患者可能会在摆动末期极度旋转髋关节，且在整个站立期都会直接将力量加在膝部内侧的稳定结构上，例如胫侧副韧带。

◉ 臀大肌跛行（Gluteus Maximus Lurch）

病因：臀大肌无力，在站立期无法主动屈曲髋关节。

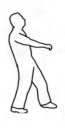

外观：受侵犯肢体会用髋部和骨盆代偿地向前用力推动（即髋关节伸展），但是肩部和躯干则主要在站立初期才能伸展。

◉ 痉挛型偏瘫步态（Spastic Hemiplegic Gait）

病因：中枢神经系统受损，导致单侧上肢或下肢肌张力增强；受侵犯下肢因为肌张力增强，会显得较长，导致踝关节过度跖屈，内翻马蹄足变形（足部内翻且跖屈），以及臀部伸展。半边轻瘫脑性麻痹、卒中和脑部创伤性损伤，都是造成这种步态最可能的病症。

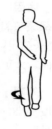

外观：半边轻瘫侧的下肢会出现痉挛，经常会因为膝部伸展肌肌张力增强，造成腿部的功能性不等长。患者经常使用回转动作作为代偿（请参阅第166页的回转步态），患者在最初接触地面时，整个足部或前足部触地，令踝部呈内翻马蹄足外观。患者的站立期缩短，且足部可能会保持内翻马蹄足外观，或出现不同程度的平足外观。受侵犯上肢会保持不同程度的内收姿势、肩关节内旋、肘关节和腕关节则屈曲。

⦿ 痉挛型双侧麻痹步态（Spastic Diplegic Gait）

病因：中枢神经系统受损，导致双侧下肢肌张力增强；此类型的步态最常并发于痉挛型脑性麻痹，但也可发生于脊髓损伤、多发性硬化，或其他脊髓病变的患者。

外观：髋关节、膝关节和踝关节屈曲，髋关节呈内旋和内收姿势；各步伐的长度变短，类似剪刀步态，此时在摆动期，膝部会相互交叉前进。躯干会倾向站立期的肢体侧，身体偏向一侧的程度依照各肢体受侵犯功能障碍的程度不同而异；上肢也会出现屈曲姿势。

⦿ 肌营养不良步态（Dystrophic Gait）

病因：躯干近端肌肉逐渐失去肌力，以骨盆带肌肉最早，接着全身肌肉都会无力。

外观：患者会表现出摇摆不定的宽基底步态，腰椎出现夸张的前凸，且使用足尖步行。患者的手臂伸直并外展，以保持平衡。患者从地面或坐姿起来时，可能就像是沿着自己的身体向上攀爬（先翻身俯卧，然后用双手攀住两膝，接着逐渐向上支撑才能起立，即Gower征）。

⦿ 回转步态（Circumduction Gait）

病因：功能性肢体增长。

外观：患者的一侧肢体在摆动期出现髋关节外展，而非屈曲，外观好像是在"回转（绕圈子）"。

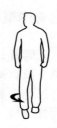

⦿ 帕金森病步态（Parkinsonian Gait）

病因：帕金森病、多巴胺缺乏状态，或多发性脑梗死。

外观：身体底部变狭窄，速度缓慢，好像拖着步伐路，手臂的摆动减少或消失，且出现驼背姿势。当患者试图加快速度时，步伐节奏增快，使步伐长度变短，此情况可能表示"步伐冰冻"，难以启动或持续步态。

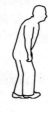

步态周期图解（Gait Cycle Diagram）

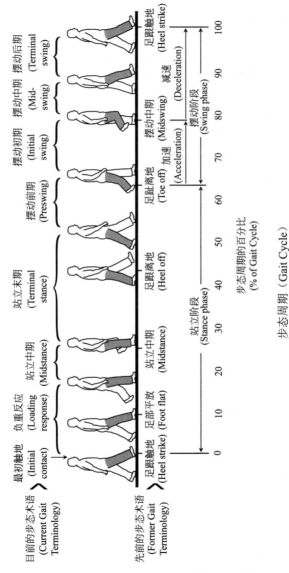

经 Carson Schneck M. D. 同意后改编

▶ 步态周期中的主要肌肉活动 (Major Muscle Activity During Gait Cycle)*

标准步态术语	足跟着地	足部平放	站立中期	足跟离地	足趾离地	加速期	摆动中期	减速期
Rancho Los Amigos 新术语	最初触地	负重反应	站立中期	站立末期	摆动前期	摆动初期	摆动中期	摆动末期
占周期%	0~2	0~10	10~30	30~50	50~60	60~73	73~87	87~100
		站立期60%					摆动期40%	
髂腰肌	不活动	不活动	不活动	向心收缩	向心收缩	向心收缩	向心收缩	不活动
臀大肌	离心收缩	不活动	不活动	不活动	不活动	不活动	不活动	不活动
臀中肌	离心收缩	离心收缩	离心收缩	离心收缩	不活动	不活动	不活动	不活动
腿后群肌	离心收缩	离心收缩	不活动	不活动	不活动	离心收缩	离心收缩	离心收缩
股四头肌	离心收缩	离心收缩	不活动	不活动	离心收缩	离心收缩	不活动	不活动
胫骨前肌	离心收缩	离心收缩	不活动	不活动	不活动	向心收缩	向心收缩	向心收缩
腓肠肌	不活动	不活动	离心收缩	向心收缩	向心收缩	不活动	不活动	不活动

*在步态周期中的每个分期中主要肌肉活动——是否不活动、向心收缩或离心收缩等,具有很大的变异性。

Cuccurullo, SJ. *Physical Medicine and Rehabilitation Review*. New York: Demos Medical Publishing, 2004.

第6章

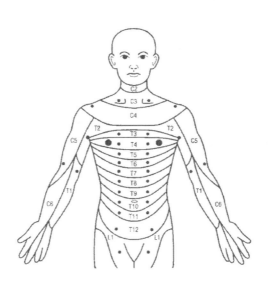

脊髓损伤检查

■ ■ ■ 简介 (Introduction)

脊髓损伤是一个很严重的毁灭性伤害，会造成严重且持久的障碍。目前估计美国约有25万名脊髓损伤患者，每年约有1.1万名新患者[1,2]。

美国脊髓损伤学会（The American Spinal Injury Association, ASIA）已推出广为接受的标准检查方法，以供评估脊髓损伤患者，判定其伤害程度，预估预后，且监督病情进展，追踪复原的时间。

本章提出有关检查的简要叙述，以及脊髓损伤分类的主要步骤。

下节文字和图表根据美国脊髓损伤学会的脊髓损伤神经学分类国际标准，并经其同意发行[3]。

---

1. Richards JS, Go BK, Rutt RD, Lazarus PB. The national spinal cord injury collaborative database. In: Stover SL, DeLisa JA, Whiteneck GG, eds. *Spinal Cord Injury Clinical Outcomes from the Model Systems*. Gaithersburg MD: Aspen, 1995, 1–20.
2. Lasfargues JE, Custis D, Morrone F, et al. A model for estimating spinal cord injury prevalence in the United States. *Paraplegia*, 1995;33:62–68.
3. American Spinal Injury Association. *International Standards for Neurological Classification of Spinal Cord Injury*, Revised ed. Chicago: ASIA, 2002.

美国脊椎损伤学会
(American Spinal Injury Association)

⦿ 脊髓综合征（Spinal Cord Syndrome）

中央脊髓综合征 (Central Cord Syndrome)：该病变几乎都发生在颈椎部位，骶椎部位则未受侵犯，使上肢无力现象较下肢严重；此综合征经常并发于颈椎过度伸展的伤害。

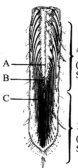

Brown-Sequard 综合征 (Brown-Sequard Syndrome)：该病变会造成较严重程度的同侧体位觉和运动功能的损害，以及对侧的痛觉和温度觉损害。

前脊髓综合征 (Anterior Cord Syndrome)：该病变会造成程度不一的运动功能、痛觉和温度觉的损害，但体位觉未受侵犯。

脊髓圆锥综合征 (Conus Medullaris Syndrome)：骶椎的椎管内发生脊髓（脊髓圆锥）和腰椎神经根伤害，使膀胱、肠道和下肢失去反射功能，请见图标B的病变位置。偶尔在图标A的病变部位，会使骶椎脊髓节段保留一些反射功能［如球状海绵体反射 (bulbocavernosus reflex) 和排尿反射 (micturition reflex)］。

马尾综合征 (CaudaEquina Syndrome)：腰骶椎椎管内的神经根受伤，造成膀胱、肠道和下肢失去反射功能，如图标C的病变。

◉ 感觉检查 (Sensory Examination)

在下表所列出及标示的每个皮节,皆应检查感觉功能的两个方面:对针刺和轻触的敏感度。对针刺和轻触感觉分别以3级评分系统加以评估,此为下两页的表格。下表所列示的主要检查点,皆应检查两侧的敏感度。星号表示该点位于锁骨中线。

	主要感觉点
C2	枕外隆凸
C3	锁骨上窝
C4	肩锁关节顶点
C5	肘窝外侧
C6	拇指,背端面,近节指骨
C7	中指,背端面,近节指骨
C8	小指,背端面,近节指骨
T1	肘窝尺侧
T2	腋顶部
T3	第3肋间*
T4	第4肋间(乳头线)*
T5	第5肋间(T4和T6中间)*
T6	第6肋间(T5和T7中间)*
T7	第7肋间(T6和T8中间)*
T8	第8肋间(T7和T9中间)*
T9	第9肋间(T8和T10中间)*
T10	第10肋间(脐部)*
T11	第11肋间(T10和T12中间)*
T12	腹股沟韧带中点
L1	T12和L2中点
L2	大腿前侧
L3	股骨内侧髁
L4	内踝
L5	第3跖趾关节背侧
S1	跟骨外侧
S2	腘窝中线
S3 I	坐骨结节
S4-5	会阴部(视同一节)

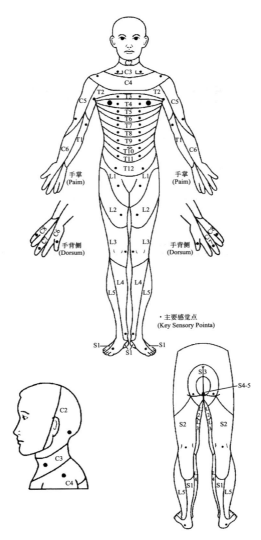

主要感觉点（Key Sensory Points）

第6章 脊髓损伤检查

除了检查两侧的上述主要感觉检查点之外,检查者应将手指伸入患者肛门,以检查肛门外括约肌,并评估有没有感觉。在此项检查中,肛门区域的任何感觉检查结果,皆代表着感觉功能是否完整正常。

分 级	感觉功能分级
0	无(或无法区别钝觉和锐利觉)
1	障碍(部分感觉或感觉改变,包括感觉过度敏感)
2	正常
NT	未能测试

运动检查 (Motor Examination)

需检查下列标示的肌肉（两侧），并且使用本页下表所定义评分予以分级；这些肌肉会被选入检查名单，是因为它们的神经节段所支配的情况具有一致性，且在临床上便于施行检查，但除仰卧以外，任何其他姿势可能并不合适。

节 段	主要运动点
C5	肘部屈肌（肱二头肌，肱肌）
C6	腕部伸肌（桡侧腕长伸肌和桡侧腕短伸肌短肌）
C7	肘部伸肌（肱三头肌）
C8	中指屈肌（指长屈肌）
T1	小指外展肌（小指展肌）
L2	髋部屈肌（髂腰肌）
L3	膝部伸肌（股四头肌）
L4	踝部背屈肌（胫骨前肌）
L5	拇趾伸肌（拇长伸肌）
S1	踝部跖屈肌（腓肠肌，比目鱼肌）

分 级	运动功能分级
0	完全麻痹
1	可触诊到或看见肌肉收缩
2	主动收缩，除去重力时可完成全程运动范围
3	主动收缩，可对抗重力完成全程运动范围
4	主动收缩，完成全程运动范围，可对抗部分阻力
5	主动收缩，完成全程运动范围，可对抗重力和正常阻力
5*	根据检查者的判定，如果可见的抑制因素不存在时，肌肉可以收缩产生足够视为正常的阻抗力量
NT	无法检查：患者不能可靠地做出动作，或是因为被固定制动、或在收缩时会引起疼痛等因素，使肌肉无法接受检查

◉ 功能损伤评分 (Impairment Scale)

A＝完全 (Complete)：S4～S5的骶椎节段无任何残存的运动或感觉功能。

B＝不完全 (Incomplete)：在受伤神经节段以下的感觉神经功能仍正常，但运动功能消失，包括S4～S5的骶椎节段。

C＝不完全 (Incomplete)：在受伤神经节段以下的运动神经功能仍正常，且在受伤神经节段以下有过半数以上主要肌肉的肌力小于3分。

D＝不完全 (Incomplete)：在受伤神经节段以下的运动神经功能仍正常，且在受伤神经节段以下有过半数以上主要肌肉之肌力为3分或以上。

E＝正常 (Normal)：运动和感觉功能正常。

分类步骤（Steps in Classification）

对发生脊髓损伤患者进行伤害分类的判定时，建议依下列次序进行。

① 判断左侧和右侧的感觉功能神经节段。

② 判断左侧和右侧的运动功能神经节段。

注意：若检查部位没有特定的对应肌节（译注：有些部位的肌肉运动功能可供判断脊髓的支配节段），可假设其运动功能节段与感觉功能节段相同。

③ 判断单一神经节段。这是在两侧的运动和感觉功能都正常时的最低位神经节段，根据步骤①和步骤②判断感觉功能和运动功能的最近心端节段。

④ 判断伤害是完全伤害或不完全伤害。如果自主性肛门收缩为"无"，所有 S4～S5 感觉评分为 0，且肛门感觉为"无"，则该伤害为完全伤害；否则为不完全伤害。

⑤ 判断 ASIA 障碍评分 (AIS) 等级。

如果所有节段的感觉功能和运动功能皆正常，AIS = E。

是不是完全伤害？

否

如果"是"，AIS=A, 部分功能保留记录区 (ZPP, Zone of Partial Preservation) 为 A，(ZPP 记录两侧中之任一侧的最低皮节或肌节，且保有[非零分评分]的功能)

是不是不完全伤害？

是

如果是，AIS = B（是＝自主和收缩；或在某侧的运动功能节段以下有超过 3 个节段的运动功能）

在神经受损节段以下（单侧）的主要肌肉是不是至少有半数以上的肌肉具有 3 级或以上肌力？

否　　　　　　　　　　　是

AIS=C　　　　　　　　AIS=D

注意：AIS = E，乃用于追踪脊髓损伤患者，及恢复正常功能者的检查。如果在最初检查时，并未发现任何功能障碍，则该患者的神经学正常，此时则不适用ASIA障碍评分等级。

◉ 标准分类表（Standard Classification Form）

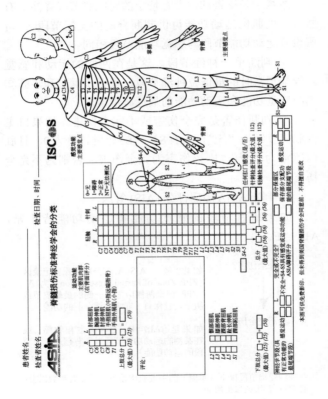

第7章

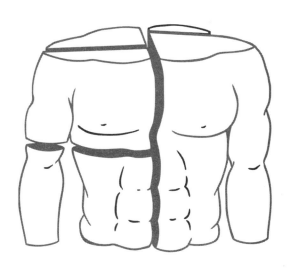

参考表格和资料

■■■ 简介 (Introduction)

本章下列各节为整合常用的数据,供读者们参考之用。本章重点为提供常用的数据,让读者作为鉴别诊断,正确解读,并与患者沟通说明神经检查和骨骼肌肉检查的结果。

■■■ 神经学和肌肉骨骼学参考资料
(Neurologic and Musculoskeletal Resources)

◉ 解剖平面和说明（Anatomic Planes and Descriptors）

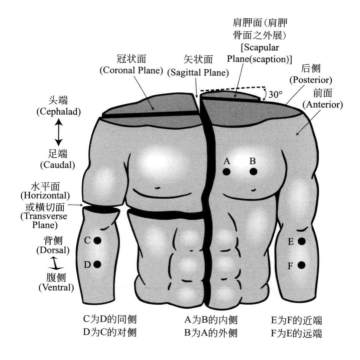

C为D的同侧　　　A为B的内侧　　　E为F的近端
D为C的对侧　　　B为A的外侧　　　F为E的远端

⦿ 肌力分级 (Grading Muscle Strength)

等 级	肌肉收缩
0/5	完全麻痹,无法触诊到或见到肌肉收缩
1/5	可以见到或触诊到肌肉收缩,但是肌力不足以使关节活动,即使去除重力也是如此
2/5	只有摆放于除去重力的姿势,肌肉收缩才可以使关节活动完成全部活动范围
3/5	肌肉可以对抗重力,使关节活动完成全部活动范围,但无法对抗任何增加的阻力
4/5	肌肉可以对抗重力和检查者所施加的中度阻力,并完成关节活动全部活动范围
5/5	肌肉可以对抗重力和检查者所施加的全部阻力,并完成关节活动全部活动范围

注意:

1. 关节活动范围(ROM)受限于肌肉挛缩时,应依可行及记录中的完全活动范围为根据,予以分级。

2. 应记录疼痛限制对任何肌力的影响情况。

3. 对于微小肌力差异的判断,常用的记录方式如下。

等 级	肌肉收缩
4+/5	肌力可以对抗阻力,但是出现明显的无力情况
5-/5	肌肉的肌力几乎完全正常,但略微无力

◉ 评估痉挛的改良 Ashworth 评分系统[1]

(Modified Ashworth Scale for Grading Spasticity)

等 级	说 明
0	肌肉张力未增加
1	肌肉张力略增加,出现抓握动作,或当受侵犯部位在屈曲姿势或伸展姿势被移动时,在活动范围的尾端角度会出现微小阻力
1+	肌肉张力略增加,出现抓握动作,在活动范围(小于一半)的其他范围内会出现微小阻力
2	在活动的大部分范围内,肌肉张力出现明显增加的情况,但患处可以轻松移动
3	肌肉张力明显增加,被动移动困难
4	在屈曲或伸展患处时,呈现僵直状况

---

[1] Bohannon RW, Smith MB. Interrater reliability of a modified Ashworth scale of muscle spasticity. *Phys Ther*. 1987;67:206–207.

◉ 深部肌腱/肌肉牵张反射分级
（Grading Deep Tendon/Muscle Stretch Reflexes）

在开始检查之前，应使患者放松，且适当摆放姿势；施力不够可能会使肌肉所受牵张度不足，以至于未引起最大程度的反射反应。应用叩诊槌施加可引发最大一致反应的所需力量，且不可太大力；须与对侧反射的反应比较，并与身体其他部位所可引发的反射作比较。检查者须观察反射从一条神经根扩展到其他神经根的情形，例如当C5反射（肱二头肌反射）引发肘关节屈曲时（此为正常反应），若腕部也出现伸展动作，表示增加启动C6输出支的部分反应；此种情形表示反射过强，且可能是一种病理状况。采用第132页Jendrassik操作法可能有助于改善引发反射的结果。

等 级	肌肉反应
0	无反应
1+	反应减弱
2+	正常
3+	反应过强，但无肌阵挛，快速
4+	反应过强，有肌阵挛（记录肌肉收缩次数或"持续肌阵挛"）

◉ 记录反射的传统方法
（Conventional Method of Documenting Reflexes）

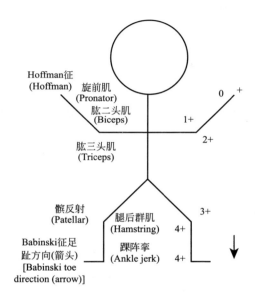

⊙ 上运动神经元与下运动神经元病检查表现比较
(Upper Motor Neuron Versus Lower Motor Neuron Findings)

项 目	上运动神经元 （中枢神经系统）	下运动神经元 （外周神经系统）
反射	反射过强	反射减弱或无反应
肌肉张力	正常或增加	正常或减弱
肌力	减弱/消失	减弱/消失
肌肉无力分布状况	受侵犯部位有时位于脊髓节段本身及其下方（两侧），或依"脑皮质小人图"的分布（单册）	受侵犯部位有时位于脊髓节段本身或外周神经本身，但可能为双侧，且远端大于近端
痉挛	可能出现	消失
肌束震颤	消失	可能出现
Babinski征	可能出现	消失
Hoffman征*	可能加强	消失
肌肉萎缩	可能出现（慢性）	可能出现（慢性）

注：上运动神经元病变与脑部或脊髓的损伤较为一致，下运动神经元病变则与外周神经损伤或L2～L3以下的脊椎损伤较为一致，从L2～L3以下即形成马尾。

*Hoffman征可出现与正常人，若只有单侧出现，则可有助于判断是否为病变。

◉ 典型上肢神经根病变

(Classic Upper Extremity Radiculopathies)

功能障碍的脊髓节段	疼痛/感觉异常*	肌肉无力	反 射
C5	上臂近端外侧和肘窝外侧	肘屈曲，臂外展、屈曲和外旋，前臂旋后	肱二头肌和肱桡肌反射可能减弱
C6	拇指和示指，前臂外侧	腕伸展，肘屈曲，肩周，肘伸展可能出现无力	旋前肌，肱桡肌或腕伸肌反射可能减弱
C7	中指，前臂部分前面	肘伸展，腕伸展，手指伸展无力可能大于屈曲无力	肱三头肌反射>旋前肌反射，或腕伸肌反射可能减弱
C8	小指，前臂远端内侧	手指屈曲、伸展，拇指外展	手指屈肌反射可能减弱

注：可能会出现的症状变化。

*感觉异常可能比肌肉无力或反射变化少见。

⦿ 典型下肢神经根病变
(Classic Lower Extremity Radiculopathies)

功能障碍的脊髓节段	疼痛/感觉异常*	肌肉无力	反 射
L2	大腿前面	髋屈曲、外展，踝背屈，膝伸展	肱二头肌和肱桡肌反射可能减弱
L3	小腿前下方，膝部内侧	↓	旋前肌、肱桡肌或腕伸肌反射可能减弱
L4	小腿内侧，内踝		肱三头肌反射＞旋前肌反射，或腕伸肌反射可能减弱
L5	足背内侧三个足趾，小腿远端外侧，大腿外侧	踇趾伸展，踝背屈	
S1	足部外侧，小腿后面，大腿后面	踝趾屈，足内翻	手指屈肌反射可能减弱

注：可能会出现的症状变化。

*感觉异常可能比肌肉无力或反射变化少见。

疼痛类型 (Types of Pain)

项 目	常见的特征
神经病变痛感觉型	"烧灼、刺痛、麻木、电击般、烧烫般、割裂般（范围明确）"。变换姿势一般不会减轻或加重疼痛；疼痛的位置通常依神经根或外周神经分布；典型的疼痛范围不受触诊的影响，除非触诊神经的真正受损部位才会引起疼痛（如Tinel检查、腕管压迫检查）
神经病变痛运动型/肌病变型	"钝痛（范围模糊）、酸痛、深部、持久、可能偶尔如割裂般（范围明确）"。在进行全身运动或特殊动作后可能会加重。通常疼痛分布在明确的肌肉（群），且由单一神经根或外周神经支配。
神经根痛	在神经根分布范围，可能为神经病变痛的感觉型或运动型疼痛；可能会因脊椎的不同姿势而加重或舒缓；通常从近心端或中央部位开始，并且向远心端传导（不会从远心端开始，而向近心端传导）；如果胸椎脊髓神经根受到侵犯，可能呈带状分布在腹部/胸部；触诊可能不会影响疼痛。
放射痛	"钝痛（范围模糊）、酸痛、非表浅位置、烧灼、如割裂般（范围明确）"。可能会因为根源的一些相关因素而缓解（如休息会使心绞痛缓解）；可能分布在身体任何部位，引起疼痛的根源可位于身体的任一部位（如心绞痛放射至左臂）；触诊剧痛部位通常并不会使疼痛恶化。
肌膜痛	"钝痛（范围模糊）、酸痛、在做动作时剧痛，如纠结般、绞痛"。在活动邻近肌肉或关节，或触诊时，疼痛会加重；通常分布在软组织上；触诊局部位置会引起压痛；通常位于疼痛根源部位或附近；可能会放射至附近的软组织，且分布形式可能会依特殊肌况而异。
肌肉痛	"钝痛（范围模糊）、酸痛、压痛、发炎、轻微痛、酸酸的"。肌肉或关节活动会加重疼痛；分布在身体的局部，可能侵犯一块以上的肌肉，但通常会侵犯整块肌肉；触诊会引起压痛或酸痛；可能会合并红斑或肿胀。
骨痛	"钝痛（范围模糊）、持久、钻痛、不间断的剧痛"。在未针对病因予以治疗时，通常很少可以缓解；在夜间躺下时可能会加重。疼痛分布在肌肉和皮下组织下方的骨骼内；触诊深部时会引起压痛。可能会合并红斑或肿胀，如果骨骼在较表浅处，可进行叩诊或使用音叉检查。
幻肢痛	通常会被形容为感觉型神经病变痛；疼痛位于已经不存在的肢体或身体部位，幻肢痛跟幻肢觉完全不同，后者不会引起任何不适。

注：疼痛有时候很难描述其特征，因此必须随时在记录中叙述病史，许多疼痛的特征会相互重叠。

◉ 不自主动作的定义
(Definitions of Involuntary Motor Movements)

痉挛	一种依速度变化的高肌张力状态,会伴随肌肉的不自主快速收缩,肌张力增强,且肌肉牵张反射增强。
阵挛	肌肉的不自主颤动,通常侵犯肢体远端;该动作可能类似颤抖或抖动动作;可能出现于休息时,或与其他动作合并出现;在一些情况下可能具有节奏现象。
舞蹈病	不自主的无节奏动作,动作显得有力、快速、抽搐,且经常会侵犯肢体近端肌肉。患者可能会将这些不自主动作与主动动作结合,使这些动作较为不明显。
投掷症	肢体的不常见粗暴和猛力动作。
手足徐动症	患者无法将身体的某些部位保持在同一姿势,最常受侵犯的部位为肢体远端(手指、手部、足趾),动作较慢,像液体流动般。
肌张力异常	肢体、躯干、颈部或颜面的一个或多个部位不时变换姿势。

改编自 Adam RD, Victor M. *Principles of Neurology*, 5th ed. New York: McGraw-Hill, 1993.

常见卒中综合征（Common Stroke Syndrome）

综合征		症状/查体所见	受侵犯部位
大血管综合征	大脑前动脉	对侧偏瘫：小腿＞大腿＞(+/-)上肢 对侧感觉功能损害：下肢＞上肢 失用症，尤其是双足站立和步行 跨皮质运动性失语症 尿失禁 人格改变	额叶
	大脑中动脉	显性半球： 对侧偏瘫：颜面、上肢＞下肢 对侧感觉功能损害 失语症：Broca失语症，Wernicke失语症或全面性失语症 非显性半球： 对侧偏瘫：颜面、上肢＞下肢 对侧感觉功能损害 空间感觉忽视（通常为左侧） 疾病感觉缺失（对个人缺陷没有知觉） 肢体失用症	颞叶 额叶

第7章 参考表格和资料 ■ 191

续表

综合征		症状/查体所见	受侵犯部位
大血管综合征	大脑后动脉	可能出现： 对侧偏瘫 视野缺损 同侧第三或第四对脑神经麻痹 加上 显性半球： 失读症，但没有失写征 左右无法分辨 命名不能（颜色、手指） 非显性半球： 面部辨认不能（不能分辨颜面）	颞叶 枕叶 中脑
脑干综合征	Weber综合征	对侧偏瘫 同侧第三对脑神经麻痹	内侧 中脑
	Millard-Gubler综合征	对侧偏瘫 对侧轻触觉、振动觉和位置觉功能损害 同侧第六或第七对脑神经麻痹	脑桥

续表

综合征		症状查体所见	受侵犯部位
脑干综合征	内侧延髓综合征	对侧偏瘫（在很罕见的情况下出现同侧偏瘫） 对侧轻触觉、振动觉和位置觉功能损害 同侧第十二对脑神经麻痹（舌偏向同侧）	延髓 内侧
	外侧延髓综合征 (Wallenberg 综合征) (脊椎动脉或 PICA)	身体对侧痛觉/温度觉功能损害 颜面同侧痛觉/温度觉功能损害 同侧共济失调 同侧 Homer 综合征 吞咽困难 构音困难 旋转性眼球震颤 呃逆	延髓 外侧
	闭锁综合征	四肢麻痹 构音不能 意识清楚 所有自主活动皆麻痹，但可以眨眼，眼睛可上下动作	脑桥 腹侧

续表

综合征		症状/查体所见	受侵犯部位
腔隙性脑梗死综合征	纯运动型综合征	对侧偏瘫：颜面=上肢=下肢 构音困难	内囊后肢
	纯感觉型综合征	对侧所有感觉功能出现不同程度的损害	视丘的体感觉神经核
	运动感觉混合型综合征	对侧偏瘫：颜面=上肢=下肢 对侧所有感觉功能损害	内囊后肢，视丘的体感觉神经核
	同侧共济失调和足轻瘫	同侧单侧共济失调 对侧偏瘫：下肢，颜面>上肢	脑桥上部
	构音困难-手笨拙综合征	构音困难 对侧上肢笨拙无力 同侧颜面和舌无力 吞咽困难	脑桥底部
其他	多发性脑梗死综合征	步态功能障碍 尿失禁 认知功能障碍（常见于帕金森病）	多处小血管的分布范围，常见于脑室周围的白质

Kimberly Dicuccio Heckert, MD

美国风湿病学院1990年纤维肌痛症分类标准[1]

(American College of Rheumatology 1990 Criteria for the Classification of Fibromyalgia)

广泛分布全身的疼痛病史存在至少3个月。

定义：当疼痛出现于下列所有部位时，即视同疼痛遍布全身。

① 疼痛位于身体两侧。

② 疼痛位于腰椎上方和下方。

③ 此外，必须出现中轴骨骼疼痛（颈椎、前胸、胸椎或下背痛）；下背痛视为较下侧的神经节段疼痛。

在使用手指触诊时，18个压痛点中有11个以上出现疼痛。

定义：在使用手指触诊时，在下列18个压痛点中，至少须有11个部位出现疼痛。

① 枕部 (2)：在枕下肌止端。

② 下段颈椎 (2)：在C5～C7横突间隙的前方。

③ 斜方肌 (2)：在上缘中点上。

④ 冈上肌 (2)：在其起端，位于肩胛冈上方近内缘处。

⑤ 第2肋骨 (2)：在第2肋骨软骨交接处的上外侧。

⑥ 肱骨外上髁 (2)：在外上髁的远端2 cm。

⑦ 臀肌 (2)：在臀部外上象限的前方肌肉块。

⑧ 股骨大转子 (2)：在股骨转子结节的后方。

⑨ 膝部 (2)：在关节线近端的内侧脂肪垫上。

施行手指触诊时，须约施予4kg的力量，在触诊的压痛点必须能引起剧痛，而不只是"压痛"。

---

1 Wolfe F, et al. *The American College of Rheumatology 1990 Criteria for the Classification of Fibromyalgia*. Report of the Multicenter Criteria Committee, 1990;33(2):160–172.

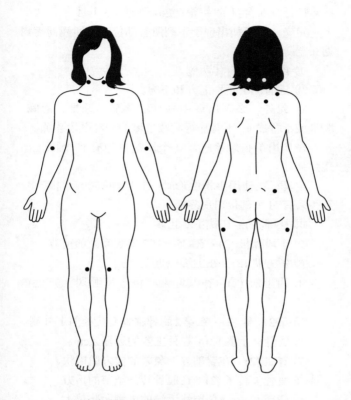

压痛点图示（Illustration of Tender Points）

非器质性下背痛的 Waddell 征
(Waddell's Sign of Nonorganic Low Back Pain)

压痛过度	表浅部位：在腰椎部位的皮肤出现范围广泛的轻触敏感现象。 非解剖学分布：在广大范围出现深部压痛症状，并非局限于单一结构，且常常扩展到胸椎、骶椎或骨盆。
诈病	轴向负重：患者站立时，对头部施加轻微压力会使者的下背痛加重（常见的是颈部疼痛，且应该不完全可信）。 旋转动作：患者站立时，对肩部和骨盆在同一平面上做被动旋转时，会使患者的下背痛加重。
分心	当患者分心时，所得的检查结果不一致，常见的情况是端坐时和仰卧时直腿抬举检查结果不同，或 Hoover 征（请见第 52 页）。
局部障碍	运动：对肢体肌肉进行操作检查时，出现全面肌肉无力或如齿轮般的阻力。 感觉：用针检查肢体时，出现手套或袜套样分布，或非皮节分布形式的感觉功能损害。
反应过度	对检查出现不成比例的疼痛反应（经由语言、面部表情或崩溃来表达），例如动作、辅助动作和支架（端坐使用两侧肢体支撑重量）。

Waddell 征可用来协助判断患者的情况是否另有心理因素或经过修饰。Waddell 征并非暗示患者对检查者造成误导，或暗示患者没有真正的疾病。

修订自 Waddell et al. Nonorganic physical signs in low-back pain. *Spine*. 1980: 5:117–125.

⦿ 对称性肌肉无力的诊断 [1]
(Diagnosis of Symmetric Muscle Weakness)

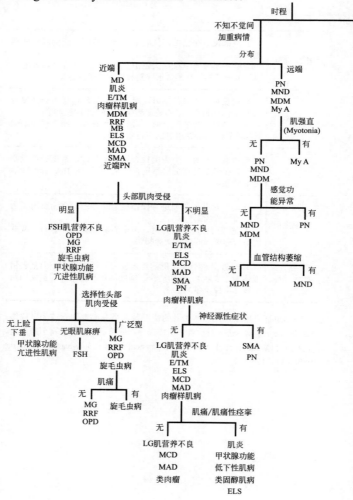

---

[1] Galdi, AP. *Diagnosis and Management of Muscle* Disease. New York: SP Medical & Scientific books, 1984. 经同意后使用。

```
                              快速进展                          运动引发
                               GBS
                               AIP                            肌肉能量
                          中毒性神经病变                        代谢疾病
                         白喉毒素神经病变
                            腊肠毒菌病
                             壁虱瘫痪
                               MG
                               肌炎
                               PP
                               SCD
                            脊髓灰质炎
                                    头部肌肉受犯
              明显                                       不明显
         白喉毒素神经病变                                    GBS
            腊肠毒菌病                                     AIP
               MG                                    中毒性神经病变
             壁虱瘫痪                                     肌炎
              GBS                                       PP
           脊髓灰质炎                                      SCD
                      自主神经功能障碍                    脊髓灰质炎
                                                      自主神经
      无              有                                功能障碍
                                                  无              有
      MG         白喉毒素PN
   脊髓灰质炎       腊肠毒菌病                          肌炎            GBS
                 壁虱瘫痪                           PP             AIP
                  GBS                             SCD
                                               脊髓灰质炎
                                              中毒性神经病变
```

缩写字意

AIP = acute intermittent porphyria, 急性血卟啉病
AMD = acid maltase deficiency, 酸性麦芽糖酶缺乏症
ELS = Eaton-Lambert syndrome, Eaton-Lambert综合征
E/TM = endocrine/toxic myopathies, 内分泌/中毒性肌病
FSH = fascio scapulohumeral, 面肩肱型肌营养不良
GBS = Guillain-Barré syndrome, Guillain-Barré综合征
LG = limb-girdle, 肢带型肌营养不良
MCD = muscle carnitine deficiency, 肌肉肉毒碱缺乏
MD = muscular dystrophy, 肌营养不良
MDM = morphologically distince myopathies, 形态特殊型肌病
MG = myasthenia gravis, 重症肌无力
MND = motor neuron disease, 运动神经元病
My A = myotonic atrophy, 强直性肌萎缩
OPD = oculopharyngeal dystrophy, 眼咽型肌营养不良
PN = peripheral neuropathy, 周围神经病变
PP = periodic paralysis, 周期性麻痹
RRF = ragged-red fiber disease, 破碎红纤维病
SCD = systemic carnitine deficiency, 全身性肉毒碱缺乏
SMA = spinal muscular atrophy, 脊髓性肌萎缩

◎ 疼痛的视觉类比评分量表（Visual Analog Scale of Pain）

疼痛的视觉模拟评分量表（Visual analog scale, VAS）是临床和研究中广泛用于评估疼痛的工具。指导患者在下列量表上画上一个垂直线标志，以显示他对疼痛程度的评估。在量化测量的结果时，可以测量其标志与量尺左侧端点的距离有多少毫米，量尺全长为100毫米。

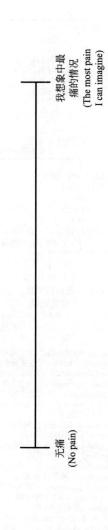

⦿ Wong-Baker FACES 小儿疼痛评估量表[1]
(Wong-Baker's FACES Pain Rating Scale)

向患儿解释各脸部表情的意义，当没有疼痛时会觉得快乐，或有些疼痛或非常疼痛时会觉得忧伤。第1个表情因为完全不痛，所以是最快乐的，第2个表情有些微疼痛，第3个表情的疼痛加重些，第4个表情为疼痛更加重，第5个表情表示相当疼痛，第6个表情为所可想象最严重的疼痛，虽然未必哭泣，如图所示。询问患儿选出可以代表他对疼痛感受的脸谱。

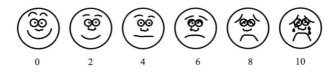

0	2	4	6	8	10
不痛	有些微疼痛	疼痛加重些	疼痛更加重	相当疼痛	最严重疼痛
(No hurt)	(Hurts a little bit)	(Hurts a little more)	(Hurts even more)	(Hurts a whole lot)	(Hurts worst)

---

[1] 经同意后使用。取材自 Hockenberry MJ, Wilson D, Winkelstein ML. *Wong's Essentials of Pediatric Nursing*, 7th ed. St. Louis:Mosby, 2005:1259.

第8章

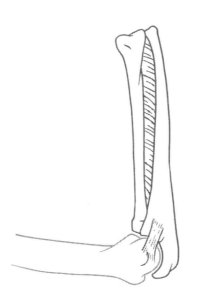

肌肉骨骼图谱

■■■ 简介 (Introduction)

了解肌肉、肌腱的起端和止端,有助于临床实际操作。本章列出临床相关肌肉图谱供您参考。

■■■ 上肢 (Upper Extremities)

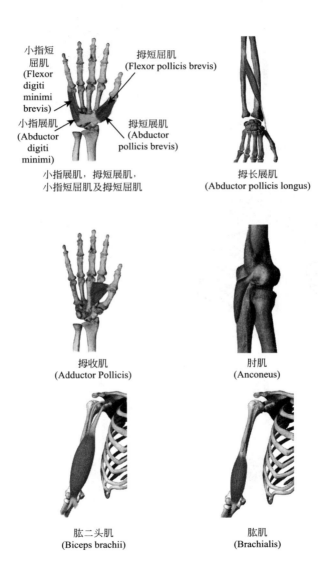

小指展肌，拇短展肌，小指短屈肌及拇短屈肌
- 小指短屈肌 (Flexor digiti minimi brevis)
- 拇短屈肌 (Flexor pollicis brevis)
- 小指展肌 (Abductor digiti minimi)
- 拇短展肌 (Abductor pollicis brevis)

拇长展肌 (Abductor pollicis longus)

拇收肌 (Adductor Pollicis)

肘肌 (Anconeus)

肱二头肌 (Biceps brachii)

肱肌 (Brachialis)

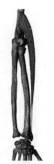

肱桡骨
(Brachioradialis)

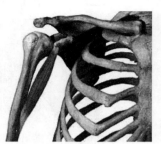

喙肱骨
(Coracobrachialis)

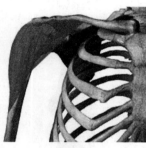

三角肌
(Deltoid)

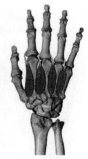

骨间背侧肌
(Dorsal interossei)

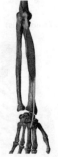

桡侧腕短伸肌
(Extensor carpi radialis brevis)

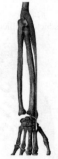

桡侧腕长伸肌
(Extensor carpi radialis longus)

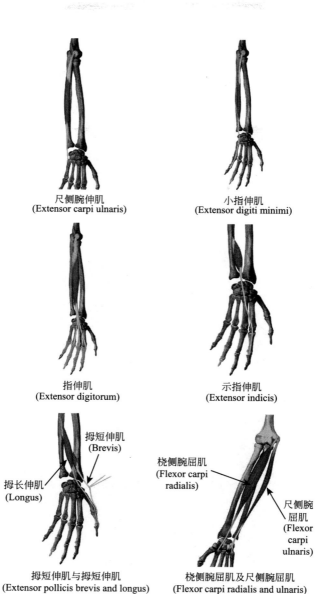

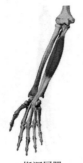
指深屈肌
(Flexor digitorum profundus)

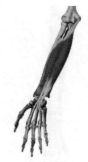
指浅屈肌
(Flexor digitorum superficialis)

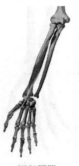
拇长屈肌
(Flexor pollicis longus)

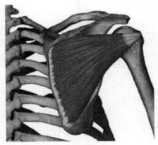
冈下肌
(Infraspinatus)

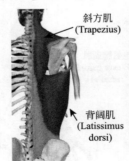
背阔肌及斜方肌
(Latissimus dorsi and trapezius)

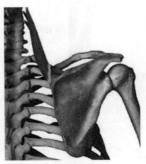
肩胛提肌
(Levator scapulae)

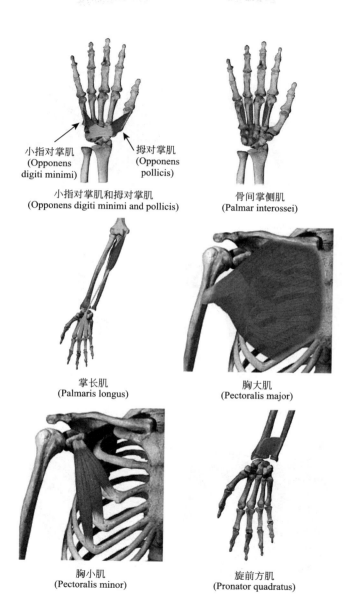

小指对掌肌 (Opponens digiti minimi)　拇对掌肌 (Opponens pollicis)

小指对掌肌和拇对掌肌
(Opponens digiti minimi and pollicis)

骨间掌侧肌
(Palmar interossei)

掌长肌
(Palmaris longus)

胸大肌
(Pectoralis major)

胸小肌
(Pectoralis minor)

旋前方肌
(Pronator quadratus)

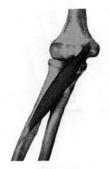

旋前圆肌
(Pronator teres)

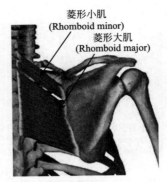

菱形小肌
(Rhomboid minor)
菱形大肌
(Rhomboid major)

菱形肌
(Rhomboids)

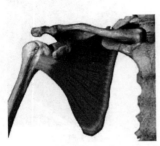

肩胛下肌
(Subscapularis)

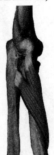

旋后肌
(Supinator)

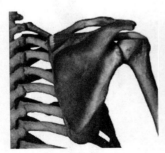

冈上肌
(Supraspinatus)

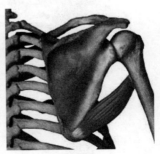

大圆肌
(Teres major)

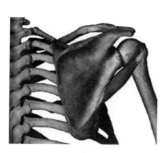
小圆肌
(Teresminor)

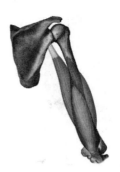
肱三头肌
(Triceps)

下肢 (Lower Extremities)

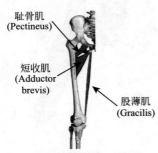

短收肌,股薄肌,耻骨肌
(Adductor brevis, gracilis and pectineus)

耻骨肌 (Pectineus)
短收肌 (Adductor brevis)
股薄肌 (Gracilis)

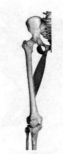

长收肌
(Adductor longus)

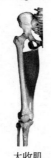

大收肌
(Adductor magnus)

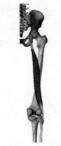

股二头肌长头
(Biceps femoris long head)

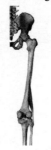

股二头肌短头
(Biceps femoris short head)

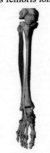

趾长伸肌
(Extensor digitorum longus)

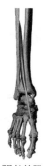

姆长伸肌
(Extensor hallucis longus)

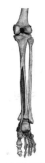

趾长屈肌
(Flexor digitorum longus)

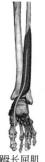

姆长屈肌
(Flexor hallucis longus)

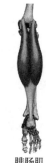

腓肠肌
(Gastrocnemius)

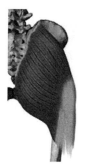

臀大肌
(Gluteus maximus)

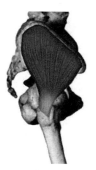

臀中肌
(Gluteus medius)

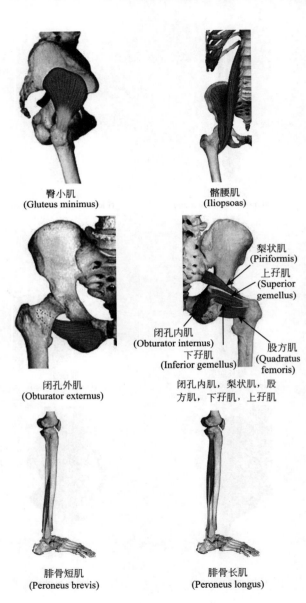

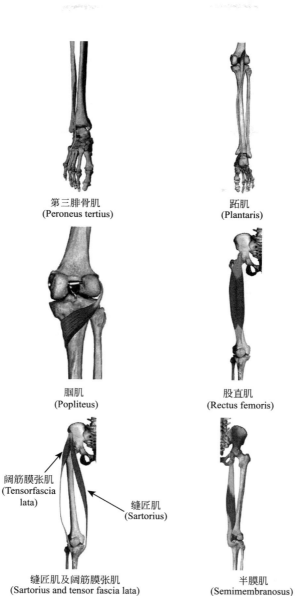

第三腓骨肌 (Peroneus tertius)

跖肌 (Plantaris)

腘肌 (Popliteus)

股直肌 (Rectus femoris)

阔筋膜张肌 (Tensorfascia lata)

缝匠肌 (Sartorius)

缝匠肌及阔筋膜张肌 (Sartorius and tensor fascia lata)

半膜肌 (Semimembranosus)

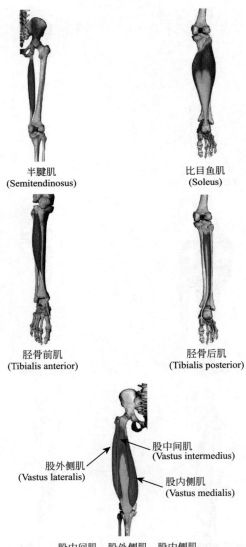

第9章

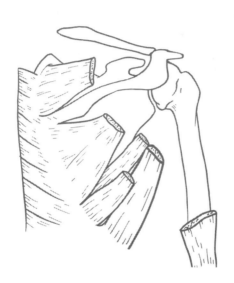

肌肉简表

■■■ 简介 (Introduction)

本章将列出一系列表格，以说明临床相关肌肉、动作、神经支配和脊神经的支配，内容将以身体部位依英文字母顺序列述。在文献中有些肌肉的主要神经根支配情况会出现一些变异，因此本章引用多篇文献[1~5]，以表格编排，并列出文献中意见一致的支配神经根，若其对某肌肉的支配功用比其他神经根大，将以粗体字表示；若所列出的神经根中未出现粗体字，表示所列神经根具有相等的支配作用。

---

1. O'Rahilly R, Müller F. *Gardner-Gray-O'Rahilly Anatomy: A Regional Study of Human Structure*, 5th ed. Philadelphia: W.B. Saunders, 1986.
2. Hollingshead WH, Jenkins DB. *Functional Anatomy of the Limbs and Back*, 5th ed. Philadelphia: W.B. Saunders, 1981.
3. Kimura J. *Electrodiagnosis in Diseases of Nerve and Muscle: Principles and Practice*, 3rd ed. New York: Oxford University Press, 2001.
4. Bonsall AP. *Flash Anatomy*, 2nd ed. Orange, CA: Flash Anatomy, 1988.
5. Davis BA in Feinberg JH, Spielholtz NI, eds. *Peripheral Nerve Injuries in the Athlete*. Champaign IL: Human Kinetics, 2003:206–237.

■■■ 上肢（Upper Extremities）

◉ 肌肉动作、解剖位置和神经支配——肩部与上臂
（Muscle Action, Location and Innervation——Shoulder and Arm）

肌 肉	动　　　　作	解剖位置：肌电图（EMG）/注射针头位置	神　经	神经根支配
肱二头肌	屈曲肘关节和肩关节，旋后前臂	上臂中段前方的肌肉块，针头朝向近端	肌皮神经	C5, C6
喙肱肌	屈曲及内收肩关节，当上臂固定时，将躯干拉向上臂	在喙突远端4指处，紧邻腋窝前皱襞	肌皮神经	C5, C6
三角肌	前面：当上臂位于体侧时，外展、屈曲、内收及内旋肩关节 中间：外展肩关节 后面：当上臂位于体侧时，外展、伸展、内收及外旋肩关节	前面：在肩内缘，距肱二头肌肌腱连线下方3指处 中间：在肩峰远端边缘下方3～4指处，朝向肌肉块（围绕肌肉，直到三角肌粗隆） 后面：在肩峰后缘，朝向鹰嘴连线下方3指处	腋神经	C5, C6

第9章　肌肉简表　■　219

续表

肌 肉	动 作	解剖位置：肌电图（EMG）/注射针头位置	神 经	神经根支配
冈下肌	外旋及伸展肩关节，固定肱骨头在肩关节盂内	从肩胛冈中间部分到肩胛下角画一条连线，在此线上的肩胛冈下方将针头刺入4.5～6.5cm	肩胛上神经	C5, C6
背阔肌	伸展、内收及内旋肩关节，下压肩胛骨，在冠状面上将肩关节盂旋转朝下，以伸展肘关节，当上臂固定时，将躯干拉向上臂	在肩胛下角外侧1指处，针尖朝向腋窝后皱襞	胸背神经	C6～C8
肩胛提肌	将肩胛骨向内侧提举，在冠状面上将肩关节盂旋转朝下	进针方向在从肩胛内角到枕外隆凸的连线上，约距肩胛内角3cm	肩胛背神经	C3～C5
胸大肌	内收及内旋肩关节	锁骨头部分：在锁骨中点下方3cm进针，针尖朝向腋窝前皱襞肋骨头部分：在腋窝前皱襞下缘进针	锁骨头部分：胸外神经肋骨部分：胸内神经	锁骨头部分：C5～C7 肋骨部分：C8, T1
胸小肌	固定肩胛骨到肋骨喙上，下压肩部		胸内神经	C8, T1
菱形肌	举起及内缩肩胛，在冠状面上将肩关节盂旋转朝下	当针头沿着菱形肌朝向脊椎走向时，进针位置约在肩胛内缘下方3/4位置（这是唯一没有斜方肌覆盖的位置）	肩胛背神经	C5

续表

肌　肉	动　作	解剖位置；肌电图（EMG）/注射针头位置	神　经	神经根支配
斜角肌	旋转颈部到对侧，屈曲颈部，举高第1肋，可能有助吸氧		头神经腹侧支	前面：C5~C8 中间：C3, C4 后面：C6~C8
前锯肌	将肩胛骨向前伸出，在矢状面上将肩关节盂旋转朝下	侧卧位，在腋中线上，腋窝下4指处进针，直接到肋骨上，保持手指在肋骨两侧的肋间隙上方，以免针头刺进肋间隙	胸长神经	C5~C7
胸锁乳突肌	单侧动作：使对侧颈部旋转和使同侧颈部屈曲 双侧动作：屈曲颈部	在锁骨的胸骨端和乳突连线中点进针，针头朝向乳突	副神经	C2, C3的前支（主要为感觉功能）
锁骨下肌	下压肩部，将锁骨向前下方拉，固定住胸锁关节		至锁骨下肌的神经	C5, C6
肩胛下肌	内旋及内收肩关节，固定肱骨头在肩关节盂内	侧卧位，接受检查侧肌肉在上，肩关节内旋和外展，进针位置为肩胛内缘中点，紧贴在肩胛下表面，针头朝向肩胛骨前表面	肩胛下神经	C5, C6

第9章　肌肉简表　221

续表

肌 肉	动 作	解剖位置：肌电图（EMG）/注射针头位置	神 经	神经根支配
冈上肌	外旋及外展肩关节，固定肱骨头在肩关节盂内，在外展时下压肱骨头	坐位，在肩胛冈内角和外缘之间的中点，在肩胛冈上缘，紧贴着肩胛冈进针，针头朝向冈上窝，当针头碰到骨骼后，向后抽出约1mm	肩胛上神经	C5, C6
大圆肌	内旋及内收肩关节	上臂置于检查台，肩关节外展90°，肘关节屈曲，沿着肩胛外缘，从肩胛下角起到肩峰的1/3处进针	下方肩胛下神经	C5, C6
小圆肌	外旋肩关节，固定肱骨头在肩关节盂内	俯卧位，前臂置于检查台上，肩关节外展90°，肘关节屈曲，沿着肩胛骨外缘，从肩峰起到肩胛下角的1/3处进针	腋神经	C5, C6
斜方肌	上方：举起和后缩肩胛骨 中间：后缩肩胛骨 下方：下压和后缩肩胛骨 全部：在冠状面上将肩关节盂旋转朝上	上方：在T7和肩峰前表的中间 中间：在肩胛内角和T4棘突中间 下方：在T6或T7棘突外侧3cm处	副神经	C3, C4（主要为感觉功能）
肱三头肌	伸肘关节，长头协助伸展及内收肩关节	使肘关节屈曲，靠放在检查台，手部放在身体上呈旋前姿势，在上臂外侧从肘部起向近心端1/3处，肱骨正后方进针，针头与上臂垂直	桡神经	C6～C8

肌肉动作、解剖位置和神经支配——前臂(Muscle Action, Location and Innervation——Forearm)

肌 肉	动 作	解剖位置:肌电图(EMG)注射针头位置	神 经	神经根支配
拇长展肌	外展拇指,协助伸展拇指	桡骨茎突上方4指处	桡神经-骨间后神经	C7, C8
肘后肌	协助伸展肘关节,旋前和旋后前臂	鹰嘴和肱骨外上髁中间	桡神经	C7, C8
肱肌	屈曲肘关节	桡骨粗隆上的肱二头肌止端远端3指处,正好在肱二头肌外侧	肌皮神经 桡神经	C5~C7
肱桡肌	屈曲肘关节,在前臂旋前时可将其旋后,在前臂旋后时可将其旋前	在前臂呈半旋前姿势时,肱二头肌肌腱和肱骨外上髁之间的1/3,肘部皱襞远端3指处,或在肱二头肌腱外侧1指处和肘部皱襞远端2指处	桡神经	C5, C6
桡侧腕短伸肌	伸展腕关节,并将其偏向桡侧		桡神经	C6~C8
桡侧腕长伸肌	伸展腕关节,并将其偏向桡侧	在前臂半旋前姿势下,肱骨外上髁和桡骨茎突连线的中点到桡骨茎突连线上,在连线远端4指处	桡神经	C6, C7
尺侧腕伸肌	伸展腕关节,并将其偏向尺侧	手部旋前,在前臂中段尺骨骨干的皮下缘外侧	桡神经-骨间后神经	C7, C8

第9章 肌肉简表 ■ 223

续表

肌 肉	动 作	解剖位置：肌电图（EMG）/注射针头位置	神 经	神经根支配
小指伸肌	伸展小指的 MCP（经伸肌共同结构）、PIP 和 DIP，协助伸展腕关节	手部旋前，握住前臂上的腕关节，示指下垂，在前臂近端和中段 1/3 交界处进针，与肱骨外上髁呈一直线	桡神经-骨间后神经	C7, C8
指总伸肌	伸展示指、中指、环指和小指的 MCP（经伸肌共同结构）、PIP 和 DIP，协助伸展腕关节	尺骨茎突近端 2 指处，前臂伸肌距离尺骨桡侧 1 指（与旋前方肌的止端相同），针头朝向近端	桡神经-骨间后神经	C7, C8
示指伸肌	伸展示指的 MCP（经伸肌共同结构）、PIP 和 DIP，协助伸展腕关节	尺骨茎突上方 4 指处，桡骨后缘的尺侧	桡神经-骨间后神经	C7, C8
拇短伸肌	伸展拇指的 MCP	前臂远端伸肌，沿着尺骨的桡骨边缘	桡神经-骨间后神经	C7, C8
拇长伸肌	伸展拇指的 MCP 和 IP	定出肘部敏襞痕上桡骨肉上髁和肱二头肌肌腱的中点，在中点与桡骨茎突连线远端 4 指处	桡神经-骨间后神经	C6, C7
桡侧腕屈肌	屈曲腕关节，并将其偏向桡侧	从鹰嘴算起的尺骨 1/3 处，尺骨骨干的皮下掌侧	正中神经	C7*, C8
尺侧腕屈肌	屈曲腕关节，并将其偏向桡侧，在做动作时固定住豌豆骨	屈曲腕关节和肘关节：尺神经部分：鹰嘴距尺骨尺 4 指处，尺侧腕屈肌的深层尺骨边缘 正中神经部分：鹰嘴距尺骨 4 指处，刺入深层朝向手臂中点	尺神经	C7~T1
指深屈肌	屈曲 MCP、PIP 和 DIP，协助屈曲腕关节和肘关节		示指和中指：骨间前神经 环指和小指：尺神经	

续表

肌　肉	动　作	解剖位置：肌电图（EMG）/注射针头位置	神　经	神经根支配
指浅屈肌	屈曲MCP，PIP和DIP，协助屈曲腕关节和肘关节	握住腕部，示指朝向肱二头肌肌腱。进针位置为距前臂中段1/3和上端1/3交界处，约指尖宽度的尺侧，以定位到中指的肌肉束，与皮肤垂直刺入2.5～3cm，可进入肌肉内	正中神经	C7*～T1
拇短屈肌	屈曲拇指的MCP和腕掌关节（CMC）	第1掌指关节到豌豆骨尺侧1/3处，约深1.5cm，或在大多角骨的结节和中指根部之间的1/3处	正中神经	C8, T1
拇长屈肌	屈曲拇指的IP，第1MCP和CMC	前臂中段，桡骨干下方，尺侧	骨间前神经	C8, T1
掌长肌	屈曲腕关节，绷紧掌侧腱膜		正中神经	C7, C8
旋前方肌	前臂旋前	手部旋后，肘关节屈曲，在桡骨茎突与尺骨茎突连线中点近端2指处，从背面进针可避开神经和血管，穿过骨间膜	骨间前神经	C7, C8
旋前圆肌	前臂旋前	肱骨内上髁和肱二头肌肌腱连线上，距肘部鹅裂痕远端2指处	正中神经	C6, C7
旋后肌	前臂旋后	桡骨粗隆上的肱二头肌肌腱止端外侧	桡神经-骨间后神经	C5, C6

* 一般认为C7形成成尺神经的部分为从前臂丛神经外索分出来的另一分支。

肌肉动作、解剖位置和神经支配——手部 (Muscle Action, Location and Innervation—Hand)

肌 肉	动 作	解剖位置：肌电图（EMG）/注射针头位置	神 经	神经根支配
小指展肌	外展小指，使其远离中指，可略微屈曲 MCP	腕部皱襞痕远端和掌纹皱襞远端连线的中点，位于手部的尺侧缘	尺神经深支	C8, T1
拇短展肌	外展拇指，使其远离掌面	在大多角骨紧邻桡侧腕屈肌位于腕部止端外侧缘与桡侧掌指关节的中点，终止于掌面和背面交界处外侧，进针时应朝向肌肉块	正中神经	C8, T1
拇收肌	内收拇指	手部旋前，在第 1 指间腔隙肉缘	尺神经深支	C8, T1
骨间背侧肌	外展示指和无名指，使其远离中指，屈曲 MCP，可略微伸展 PIP 和 DIP	第 1 手骨背同肌：在第 1 和第 2 掌之间夹角远端 1 指处，进针时朝向第 2MCP 头部，成 30°角	尺神经深支	C8, T1
趾短屈肌	屈曲小指的 MCP		尺神经深支	C8, T1
拇短屈肌	屈曲小指的 MCP		浅头：正中神经 深头：尺神经深支	C8, T1

续表

肌 肉	动 作	解剖位置：肌电图（EMG）/注射针头位置	神 经	神经根支配
蚓状肌	经伸肌共同结构伸展 PIP 和 DIP（略微屈曲 MCP），将深层肌拉向远端		示指和中指：正中神经 环指和小指：尺神经	C8, T1
小指对掌肌	将小指拉向掌面呈对掌动作，略微屈曲 MCP	豌豆骨和第 5 掌指关节的中点	尺神经深支	C8, T1
拇指对掌肌	外展和旋转拇指的 CMC，拉向掌面对掌	第 1 腕掌关节和第 1 掌指关节的中点，针头紧贴骨骼旁直行	正中神经	C8, T1
骨间掌侧肌	内收示指、环指和小指，使其朝向中指		尺神经深支	C8, T1
掌短肌	使手掌皮肤皱起，增强握力		尺神经深支	C8, T1

■■■ 下肢 (Lower Extremities)

◎肌肉动作、解剖位置和神经支配——腹部、髋部、骨盆
(Muscle Action, Location and Innervation—Abdomen, Hip, Pelvis)

肌 肉	动 作	解剖位置：肌电图 (EMG) /注射针头位置	神 经	神经根支配
短收肌	内收髋关节		闭孔神经	L2～L4
长收肌	内收髋关节	耻骨结节远端4指处，位于股骨内髁的连线上	闭孔神经	L2～L4
大收肌	内收髋关节，前面部分协助屈曲髋关节，后面部分协助伸展髋关节	在收肌结节和股骨内髁连线的1/3处，正好位于股骨后面	前面/内收肌：闭孔神经 后部/伸肌/内收肌肉头部：胫神经	L2～L4 L5, S1
腹外斜肌	屈曲，旋转及向外弯曲胸椎，腰椎，支撑腹腔脏器，协助深呼吸		胸腹神经、肋腹下神经	T7～T12
臀大肌	伸展及外旋髋关节	股骨大转子上缘到S1连线的中点	臀下神经	L5～S2

续表

肌　肉	动　作	解剖位置：肌电图（EMG）/注射针头位置	神　经	神经根支配
臀中肌	外展及内旋髋关节，当髋关节伸展时可将其外旋	髂嵴中点下方1~2指处，患者侧卧位（这是唯一臀大肌未覆盖臀中肌的部位）	臀上神经	L4~S1
臀小肌	外展及内旋髋关节，当髋关节伸展时可将其外旋		臀上神经	L4~S1
髂肌	屈曲髋关节，协助其外旋		股神经	L2~L4
下孖肌	伸展及外旋髋关节，固定住股骨头		至股方肌的神经	L5, S1
腹内斜肌	屈曲和转旋胸廓、腰椎，支撑腹腔脏器		髂腹沟神经 腹下神经	T7, T8 T9~L1
闭孔外肌	外旋髋关节，固定股骨头在髋臼内		闭孔神经	L2~L4
闭孔内肌	外旋髋关节，固定股骨头在髋臼内		至闭孔内肌的神经	L5~S2
耻骨肌	内收髋关节，协助其屈曲	耻骨结节外侧1指处	股神经+闭孔神经或闭孔神经的副腹侧支	L2~L4
梨状肌	外旋髋关节，在屈曲时可能外展髋关节	从髂后下棘至股骨大转子之间连线的中点	至梨状肌的神经	L5~S2

续表

肌 肉	动 作	解剖位置：肌电图（EMG）/注射针头位置	神 经	神经根支配
腰大肌	屈曲髋关节，有助于髋关节外旋和外展，以及脊椎向同侧弯曲	髂腰肌：股动脉搏动沿着腹股沟韧带外侧5cm，在腹股沟韧带下方3cm，在前后方向的平面上进针	腰骶神经丛，腹侧神经根	L2～L4
锥状肌	绷紧腹白线		肋骨下神经	T12
股方肌	外旋髋关节，固定股骨头在髋臼内		至股方肌的神经	L5, S1
腰方肌	伸展和向外弯曲腰椎		肋骨下神经，腹侧支	T12～L4
腹直肌	屈曲胸椎、腰椎，支撑腹腔脏器	腹白线外侧3cm处，选定要做检查的节段，将枕头保持在肌肉的表浅部位	胸神经和肋骨下神经	T7～T12
下后锯肌	将横膈拉向下方助骨，协助躯干伸展和旋转		腹侧支和肋间神经	T9～T11, T12
上孖肌	外旋和伸展髋关节，固定股骨头		至闭孔内肌的神经	L5, S1
筋膜扩张肌	外展和内旋髋关节	髂前上棘内缘下方3cm，连线到股骨外踝外侧3cm，患者仰卧位，在前后方向的平面上进针	臀上神经	L4～S1
腹横肌	支撑腹腔脏器		胸神经和肋骨下神经	T7～T12, L1

肌肉动作、解剖位置和神经支配——大腿和小腿
(Muscle Action, Location and Innervation——Thigh and Leg)

肌　肉	动　作	解剖位置：肌电图（EMG）/注射针头位置	神　经	神经根支配
股二头肌	屈曲膝关节，伸展和外旋髋关节	短头：腓骨头上方4指处，正好位于股二头肌肌腱外侧，患者俯卧位，进针方向为前后方向的平面上 长头：在坐骨结节到腓骨头的连线的中点	长头：胫神经 短头：腓总神经	L5～S2
趾长伸肌	伸展第2～5趾的MTP>PIP和DIP，背屈和外翻踝关节	小腿上从膝部到腓骨前嵴与胫骨中点连线的1/3处	腓深神经	L4～S1
跨长伸肌	伸展跨趾和背屈踝关节	胫骨内髁和外髁连线近端4指出，胫骨前嵴外侧1指处，针头朝向近端	腓深神经	L4～S1
趾长屈肌	屈曲第2～5趾和跖屈踝关节	内踝上方4指处，胫骨后面1指处	胫神经	L5～S3
跨长屈肌	跖屈踝关节和屈曲膝关节		胫神经	L5～S3
腓肠肌	内收髋关节和屈曲膝关节	内侧头：肌肉块，胫骨后缘后3指处	胫神经	L5～S2

续表

肌 肉	动 作	解剖位置：肌电图（EMG）/注射针头位置	神 经	神经根支配
股薄肌	跖屈及外翻踝关节		闭孔神经	L2～L4
腓骨短肌	跖屈及外翻踝关节		腓浅神经	L4～S2
腓骨长肌	跖屈及外翻踝关节	小腿近端1/3和中段1/3交界处，腓骨前面1指处	腓浅神经	L4～S2
第3腓肌	背屈、外翻及外展踝关节		腓深神经	L4～S1
跖肌	协助屈曲膝关节和跖屈踝关节		胫神经	L4～S2
腘肌	解开膝关节限制，略微屈曲及内旋膝关节		胫神经	L4～S1
股四头肌	伸展膝关节，股直肌也可屈曲髋关节	股外侧肌：髂前上棘顶点上方4指处，从髌骨外侧缘到髂前上棘会形成一条连线 股内侧肌：髂前上棘顶点上方4指处，从髌骨内侧缘到髂前上棘会形成一条连线 股直肌：髌骨上端中点至髂前上棘连线的中点	股神经	L2～L4
缝匠肌	屈曲、外展及外旋髋关节，协助屈曲膝关节	链接髂前上棘和股骨内髁会形成一条直线，在该直线上自髂前上棘远端8cm，或在髂前上棘下方3cm内3cm处	股神经	L2～L4

续表

肌　肉	动　作	解剖位置：肌电图（EMG）/注射针头位置	神　经	神经根支配
半膜肌	屈曲膝关节，伸展及内旋髋关节	患者俯卧位，在大腿中段中点外侧1指处	胫神经	L5～S2
半腱肌	屈曲膝关节，伸展及内旋髋关节	患者俯卧位，在大腿中段中点外侧1指处	胫神经	L5～S2
比目鱼肌	跖屈踝关节	小腿一半的下方，胫骨后缘后方1指处	胫神经	S1, S2
胫骨前肌	背屈及内翻踝关节	胫骨粗隆远端4指处，胫骨前嵴外侧1指处	腓深神经	L4～S1
胫骨后肌	跖屈及内翻踝关节	胫骨与腓骨之间的中点，小腿上端1/3和中段1/3的交界处，进针时应与皮肤垂直，并穿过骨间膜	胫神经	L4～S2

第9章　肌肉简表

◎ 肌肉动作、解剖位置和神经支配——足部 (Muscle Action, Location and Innervation—Foot)

肌　肉	动　　作	解剖位置：肌电图（EMG）/注射针头位置	神　经	神经根支配
小趾展肌	外展第5趾	足部外侧缘的第5跖骨中点	外侧跖神经	L5～S3
跨展肌	外展跨趾	舟状骨粗隆下方1指处	内侧跖神经	L5～S3
跨收肌	内收跨趾		外侧跖神经	S1～S3
骨间背侧肌	外展第2～4趾，屈曲第2～4趾的MTP	第1骨间背侧肌：跨趾根部上方2指处，第1和第2跖骨之间	外侧跖神经	L5～S3
趾短伸肌	伸展第2～5趾	外踝前缘远端2指处，与第4趾间隙形成连线	腓深神经	L4～S2
跨短伸肌	伸展第5趾		腓深神经	L4～S2
小趾短屈肌	屈曲第5趾的MTP		外侧跖神经	S1～S3
趾短屈肌	屈曲第2～5趾	跟骨和第3跖骨头连线的中点	内侧跖神经	L5～S3
跨短屈肌	屈曲跨趾的MTP	正好位于第1跖骨头远端，跨长屈肌肌腱内侧	内侧跖神经	L5～S3

续表

肌 肉	动 作	解剖位置:肌电图(EMG)/注射针头位置	神 经	神经根支配
蚓状肌	屈曲2~5趾的MTP,伸展2~5趾的PIP和DIP		第2趾:内侧跖神经 第3~5趾:外侧跖神经	L4~S2
				L5~S3
骨间跖侧肌	内收第2~4趾,屈曲第2~4趾的MTP		外侧跖神经	L5~S3
跖四方肌	协助屈曲第2~5趾	跟骨和第2跖骨头连线的1/3处(接近跟骨端)	外侧跖神经	L5~S3

Anatomic localization copyright CR Sridhara, MD, Director, Moss Rehab Electrodiagnostic Center; Associate Chairman, Department of P M and R, Albert Einstein Medical Center; Clinical Professor of Rehabilitation Medicine, Jefferson Medical College; Adjunct Professor, Department of PMR, Temple University School of Medicine. 经同意后编印。

临床速查索引

颈部和肩部
如果您怀疑…

1. 关节/肌肉活动受限：
   颈椎和肩部的活动范围 /4
2. 颈椎神经根病变：
   Spurling检查 /7
3. 肩周功能障碍：
   垂臂检查 /7
   阻抗式外旋检查 /8
   阻抗式内旋检查 /8
   Patte检查 /9
   空罐检查 /9
   背后举起检查 /10
   改良Yergason检查 /13
4. 压迫综合征：
   Hawkins检查 /10
   Neer检查 /11
   研磨操作手法 /11
5. 肩锁关节功能障碍：
   Apley绕颈检查 /12
   主动压迫检查(O'Brien检查) /14
6. 肱二头肌肌腱创伤：
   Yergason检查 /12
   改良式Yergason检查 /13
   Speed检查 /13
7. 肩内部功能障碍：
   主动压迫检查(O'Brien检查) /14
   恐惧检查 /14
   复位检查 /15
   惊奇检查（向前放松检查） /15
8. 胸廓出口综合征：
   Adson操作手法 /16
   Allen检查 /16
   肋锁检查 /17
   Roos检查 /17
   Wright超外展检查 /18

肘部
如果您怀疑…

1. 关节/肌肉活动受限：
   活动范围 /20
2. 肱骨内/外上髁炎：
   Cozen检查 /25
   腕关节屈曲检查肱骨内上髁炎 /25
3. 韧带松弛：
   尺侧副韧带松弛 /26
   桡侧副韧带松弛 /27
4. 尺神经刺激：
   肘部尺神经Tinel征 /26
   Froment征 /38

腕部/手部/手指
如果您怀疑…

1. 关节/肌肉活动受限：
   腕部和手指的活动范围 /29
   手部内部肌肉紧张检查
   (Bunnel-Littler检查) /37
   拇指轴向研磨检查 /38
2. 正中神经刺激：
   腕部正中神经Tinel征 /34
   改良Phalen检查 /34
   反向Phalen检查 /35
   腕部压迫检查 /35
3. De Quervain腱鞘炎：
   改良Finkelstein检查 /37

下背部和髋部
如果您怀疑…

1. 关节/肌肉活动受限：
   髋部和下背部的活动范围 /41
   Ober 检查 /48
   Ely 检查 /50
   改良 Ely 检查 /55
2. 骶髂关节功能障碍：
   Yeoman 检查 /47
   Gaenslen 检查 /47
   改良 Gaenslen 检查 /54
   FABERE/Patrick 检查 /58
3. 髂胫束综合征：
   Ober 检查 /48
   Noble 压迫检查 /48
   改良 Ober 检查 /56
4. 神经根刺激：
   直腿抬举检查 /49
   松垮检查 /50
   股神经牵张检查 /51
   改良股神经牵张检查 /55
5. 小面关节疾病：
   腰椎小面关节碾磨检查 /46
   胸部旋转 /53
6. 髋部病变：
   髋部和下背部的活动范围 /41
   FABERE/Patrick 检查 /58

膝部
如果您怀疑…

1. 关节/肌肉活动受限：
   膝部的活动范围 /60
2. 十字韧带不稳定：
   向前拖曳检查 /65
   轴向移动检查 /66
   向后拖曳检查 /66
   Lachman 检查 /67
   Apley 牵引检查 /70
3. 半月板病变：
   McMurray 检查 /67
   外侧稳定度检查 /68
   关节线压痛检查 /68
   内侧稳定度检查 /69
   Apley 碾磨检查 /69
   Apley 牵引检查 /70
4. 神经刺激：
   腓骨头处腓神经的 Tinel 征 /70

足踝部
如果您怀疑…

1. 关节/肌肉活动受限：
   踝部的活动范围 /72
2. 跟腱病变：
   跟腱触诊 /76
   紧握挤压检查
   （Thompson 检查） /76
3. 韧带创伤：
   踝部向前拖曳检查 /77
   外旋检查 /78
   距骨倾斜检查 /78
4. 神经或筋膜刺激：
   足底筋膜炎检查 /79
   跗管检查（踝部胫神经的 Tinel 征） /80